循環器科の
心電図

E C G
for
Cardiologists

村川裕二【編】
Yuji Murakawa

南江堂

執筆一覧

■編　集

村川 裕二	むらかわ ゆうじ	帝京大学医学部附属溝口病院第四内科・中央検査部

■執　筆 （執筆順）

因田 恭也	いんでん やすや	名古屋大学大学院医学系研究科循環器内科学
安喰 恒輔	あじき こうすけ	JR 東京総合病院循環器内科
鎌倉 史郎	かまくら しろう	真星病院循環器科
山部 浩茂	やまべ ひろしげ	熊本大学大学院生命科学研究部循環器内科学
清水 昭彦	しみず あきひこ	宇部興産中央病院
鈴木 文男	すずき ふみお	結核予防会複十字病院循環器科
青柳 秀史	あおやぎ ひでし	横浜市立みなと赤十字病院循環器内科 （現・聖路加国際病院循環器内科）
里見 和浩	さとみ かずひろ	東京医科大学病院不整脈センター
合屋 雅彦	ごうや まさひこ	東京医科歯科大学不整脈センター
向井　靖	むかい やすし	九州大学病院冠動脈疾患治療部
横山 泰廣	よこやま やすひろ	聖路加国際病院循環器内科
池田 隆徳	いけだ たかのり	東邦大学大学院医学研究科循環器内科学
小菅 雅美	こすげ まさみ	横浜市立大学附属市民総合医療センター心臓血管センター
秋岡 秀文	あきおか ひでふみ	大分大学医学部循環器内科・臨床検査診断学講座
中川 幹子	なかがわ みきこ	大分大学医学部医学教育センター
安藤 献児	あんどう けんじ	小倉記念病院循環器内科
淀川 顕司	よどがわ けんじ	日本医科大学循環器内科
石川 泰輔	いしかわ たいすけ	長崎大学大学院医歯薬学総合研究科分子生理学
蒔田 直昌	まきた なおまさ	長崎大学大学院医歯薬学総合研究科分子生理学
加藤 信孝	かとう のぶたか	さいたま赤十字病院循環器内科
新田 順一	にった じゅんいち	さいたま赤十字病院循環器内科
三橋 武司	みつはし たけし	自治医科大学附属さいたま医療センター循環器内科
髙岡 浩之	たかおか ひろゆき	千葉大学医学部附属病院循環器内科
平井 眞理	ひらい まこと	椙山女学園大学看護学部
草山 隆志	くさやま たかし	金沢大学附属病院循環器内科
加藤 武史	かとう たけし	金沢大学附属病院循環器内科
小野 克重	おの かつしげ	大分大学医学部病態生理学講座

序　文

　専門医を対象にした心電図テキストを作りました.

　心電図の理論や機器のことは省きました.

　高度な循環器診療に必要な情報をまとめています.

　心電図の初学者や, 心臓疾患は診るけれども治療に関わる機会が少ない方には, それほど魅力的な本ではありません.

　一方, カテーテルアブレーションや急性冠動脈症候群の治療に参加している方には, 現実的で興味を持てる内容を網羅してあります.

　ところで, これまで＜心電図の出版物＞の歴史は３段階に分かれています.

1.　黎明期：1970年代まで

　心電図の理論を突き詰めようとした時期.

　教科書は難解で, 排他的で, かつ独善的でした.

　現在は"心電図学"という学問にニーズはありません.

　それゆえ, 「心電図学」というニュアンスの本は消えました.

2.　成熟期：20世紀が終わるまで

　次の時代は, 「心電図をきちんと勉強する. 診療に役立てる」ための本が揃いました. 心電図を根気よく学び, 弁膜疾患, 心肥大, 虚血, 複雑な不整脈を心電図だけで診断するという発想が根底にありました.

　しかし, 心エコーや冠動脈造影など心臓の形態や虚血の評価に優れた検査が普及したため, 「心電図ですべてを語る」ことの限界が見えてきました.

3.　マニュアル期：現在まで

　初学者を念頭に分かりやすさを狙ったテキストが蔓延する現在を指します. 必要なことを必要なレベルまで学べます.

　読者のニーズに応えています. 執筆者が読者に親切である点で昔とは趣が違います.

　そして, 今.

　虚血性心疾患や不整脈の領域で新たな治療手技が広がってきました.

　12誘導心電図判読に新たな視点や深さが加わっています.

　それらを, 一般の心電図テキストに含めることは簡単ではありません. 「ベーシックな考え方」の中に「ハイエンドの知識」を並べると混乱を避けられません.

　そこで, 「ハイエンドの知識」だけを取り出したのがこのテキストです.

　日々の診療の一助になることを期待しています.

2018年7月

編　者

目　次

1 脚ブロックと心室内伝導障害 ——————————— 因田　恭也　　1
CRT の効果予測に有用か

2 二束ブロックと三束ブロック ——————————— 安喰　恒輔　　8
予後予測と治療選択の考え方

3 Brugada 型心電図 —————————————————— 鎌倉　史郎　　16
イコール Brugada 症候群ではない

4 アデノシン感受性房室弁輪部起源心房頻拍 ————— 山部　浩茂　　25
リエントリー回路を同定する

5 心房粗動 ——————————————————————— 清水　昭彦　　36
分類・鑑別の考え方

6 房室結節リエントリー性頻拍 ——————————— 鈴木　文男　　44
逆行性 P 波は常に陰性か？

7 定型的な副伝導路と房室回帰性頻拍 ——————— 青柳　秀史　　54
WPW 症候群と関連する不整脈

8 非定型的な副伝導路頻拍 ————————————— 青柳　秀史　　63
心房–束枝間を中心に

9 流出路起源の心室性不整脈 ———————————— 里見　和浩　　71
起源特定に有用な心電図診断

10 ベラパミル感受性心室頻拍，心筋梗塞／器質的背景を持つ心室頻拍，心外膜側アブレーション
アブレーション治療の可能性　　　　合屋　雅彦　81

11 wide QRS tachycardia の鑑別
治療方針の決め方　　　　向井　靖　91

12 J 波症候群
早期再分極パターンの考え方　　　　横山　泰廣　100

13 不整脈原性右室心筋症 / 異形成
持続性心室頻拍の発現に注意　　　　池田　隆徳　110

14 たこつぼ症候群の急性期心電図診断
急性冠症候群との鑑別　　　　小菅　雅美　119

15 非定型的な急性冠動脈症候群の心電図
どの誘導に着目するか？　　　　秋岡　秀文　中川　幹子　128

16 心臓再同期療法（CRT）
QRS 幅が広い症例に有効　　　　安藤　献児　136

17 QT 延長症候群
遺伝子型により変わる治療選択　　　　淀川　顕司　143

18 QT 短縮症候群
致死性イベントのリスクが高い　　　　石川　泰輔　蒔田　直昌　151

19 心房細動／心房頻拍の起源と波形
P 波の形態に着目する　　　　加藤　信孝　新田　順一　157

20 注意すべきペースメーカ心電図
下限レートより遅い or 速いペーシングを見たら
三橋　武司　168

21 心電図異常から画像検査へ
早期診断の手掛かりとして
髙岡　浩之　178

22 cardiac memory
二次性 T 波変化の概念が変わる？
平井　眞理　188

23 電解質
電解質異常が致死性不整脈を誘発する？
草山　隆志
加藤　武史　192

24 自律神経と心電図
RR 間隔・QT 間隔に着目する
小野　克重　201

索　引 211

1 脚ブロックと心室内伝導障害：CRT の効果予測に有用か

- 脚ブロックや心室内伝導障害には心疾患が潜んでいる可能性がある.
- 新規発症の脚ブロックには注意を要する.
- 脚ブロックを合併した心筋梗塞の診断には ST–T の向きにも注目する.
- 心電図所見から CRT 効果を予測できるかもしれない.

脚ブロックと心室内伝導障害の昔と今

　脚ブロックや心室内伝導障害（狭義）とは，心房からの興奮が心室内を伝導する際に生じる QRS 波の形あるいは幅の変化を伴った興奮伝播異常のことである．これらの診断は右脚・左脚など心室内特殊刺激伝導系の概念に基づき，心電図診断基準が用いられている．1985 年に WHO の診断基準が提唱され[1]，その後 2009 年に見直しがなされ[2]，年齢別の QRS 幅の基準が追加されたものの，診断基準に大きな変わりはない.

　しかし近年，右室ペーシングや左脚ブロックなどが心機能低下に関わりがあり，さらに心臓再同期療法（cardiac resynchronization therapy：CRT）の効果予想に左脚ブロックパターンが重要であると報告された．これらの症例では興奮伝播異常だけでなく，心筋収縮様式の違いが CRT 効果に影響を及ぼしている．さらに左脚ブロックでも，その心電図の細かい所見の違いにより CRT 効果が異なることが報告されている．また His 束ペーシングにより，完全左脚ブロック波形が幅の狭い QRS 波形を呈したとの報告もあり[3]，これらの症例では左脚ブロックの伝導障害部位が His 束近傍であることを示唆する所見である.

　なお，広義の心室内伝導障害は脚ブロックを含むすべての心室内の伝導障害を含むが，狭義の心室内伝導障害は非特異的心室内伝導障害と呼ばれ，脚ブロックの診断基準を満たさないものの QRS 幅が 110 msec 以上である．本項ではこの狭義の心室内伝導障害として扱う.

脚ブロックと心室内伝導障害の考え方

　脚ブロックあるいは心室内伝導障害は，His 束以下のレベルでの特殊刺激伝導系の障害により生じる．心室内での伝導障害の分類はブロック部位によりなされ，脚ブロック，ヘ

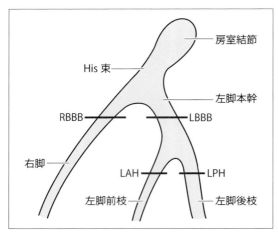

図1. 心室内伝導障害の模式図
心室内伝導系を右脚，左脚前枝，左脚後枝の3枝よりなると考えると，心室内伝導障害を理解しやすい．
RBBB：右脚ブロック，LBBB：左脚ブロック，LAH：左脚前枝ブロック，LPH：左脚後枝ブロック

ミブロックなどと呼ばれる（図1）．興奮伝導障害の部位と，伝導遅延あるいは伝導途絶などの程度に応じ，心室の興奮伝播過程は正常と異なるため，心室興奮を反映するQRS波に特徴的な変化が見られる．さらに心室の興奮伝播過程の変化に伴い興奮消退過程も変化するため，ST-T波も変化する（二次性ST-T変化）．通常，幅の広いQRS波と反対向きの（discordant）T波が観察されることが多い．

　非特異的心室内伝導障害とは，QRS幅が0.11秒以上で右脚ブロックおよび左脚ブロックいずれの診断基準も満たさないものをいう．脚ブロックあるいは心室内伝導障害の診断は心電図により行われるが，特殊刺激伝導系の解剖に応じて，特徴的な心電図パターンを示すこととなる．心室内伝導障害は健常者にも認められることが多いが，合併症の有無が予後を左右するため，心室内伝導障害例では心血管疾患などの検索が必要である．

脚ブロックと心室内伝導障害のメカニズムは？

1. 脚ブロックの病因

　　虚血性心疾患と高血圧症が代表的なものである．これら以外にも，大動脈弁狭窄症などの弁膜症，筋ジストロフィー，心筋サルコイドーシス，"スポーツ心"，心筋症，異型狭心症，ヘモジデローシス，心筋炎，心アミロイドーシス，甲状腺機能亢進症や，心室中隔欠損症あるいは閉塞性肥大型心筋症などの術後，肺性心，Ebstein奇形あるいは心房中隔欠損症などの先天性心疾患でも，脚ブロックを含めた心室内伝導障害が見られる．特に心内膜床欠損症の右脚ブロック＋左軸偏位，および心房中隔欠損症の不完全右脚ブロックは診断上重要である．右脚ブロックの場合，原因を特定できないことが多い．

2. 脚ブロックのメカニズム

　　病理学的には，慢性の脚ブロックでは，His束や脚などの刺激伝導系に線維化，脂肪浸潤，細胞浸潤，空胞化，変性などの器質的病変を認めることが多い．脚の近位部はプルキンエ様伝導細胞が縦方向に規則正しく配列しており，横方向の伝導は少ない．そのため近

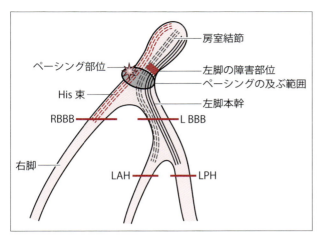

図 2. His 束縦解離と His 束ペーシング
His 束ペーシングにより左脚ブロック心電図が正常化する症例では，His 束近傍を広範に刺激し，縦解離を伴うブロック部位末梢側の左脚を捕捉していると推測される．

位部においては機能的縦解離が起こりやすく，小さな障害により脚ブロックが生ずる．しかし，末梢ではプルキンエ網のため，広範なプルキンエ細胞や心筋細胞の障害がないと心電図変化が表れにくい．

完全右脚ブロックにおける病変は，右脚中部の心筋内に見られることが多い．不完全右脚ブロックは様々な要因により生じる．完全右脚ブロックと同様に右脚本幹の伝導遅延によるものや，右側心室中隔の拡大に伴い伸展した右脚のための右脚伝導時間の延長，右室拡大伸展による広範なプルキンエ心室間の伝導遅延，手術や病気に伴った右脚分枝の障害，先天性心疾患などにおける室上稜への伝導遅延を伴う右脚分枝の分布異常などにより生じる．左脚ブロックにおいては His 束から左脚が分岐した左脚起始部が病変の好発部位である（分岐型）が，心室中隔を含んだ心筋梗塞あるいは心内膜下線維症を呈しやすい左室拡大の強度な例においては左脚のより末梢部に病変が認められる（末梢型）．His 束ペーシングにより左脚ブロック心電図が正常化する症例では，His 束近傍を広範に刺激し，縦解離を伴うブロック部位末梢側の左脚を捕捉している可能性がある（図 2）[3]．

3. 心室内伝導障害のメカニズム

心室内伝導障害は，脚より末梢のプルキンエ線維やプルキンエ心筋接合部，左側中隔表面，心室筋などのびまん性の伝導障害のために生じる．特発性拡張型心筋症，心筋炎，心筋梗塞，心アミロイドーシス，高度の心肥大，高カリウム血症，I 群抗不整脈薬投与時など広範に心筋を障害する疾患に見られ，一般に予後不良である．

機能的な伝導障害の原因として，迷走神経緊張，薬物（ジギタリス，Ca 拮抗薬，β 遮断薬など），電解質異常などが挙げられる．また，第三相ブロックや第四相ブロックが脚ブロックの原因となることがある．

脚ブロックと心室内伝導障害の電気生理学

脚ブロックや心室内伝導障害は固定しており，心拍数の変化に影響を受けない症例と，間歇性に出現する症例がある．頻脈時あるいは徐脈時など心拍数依存性に脚ブロックの出

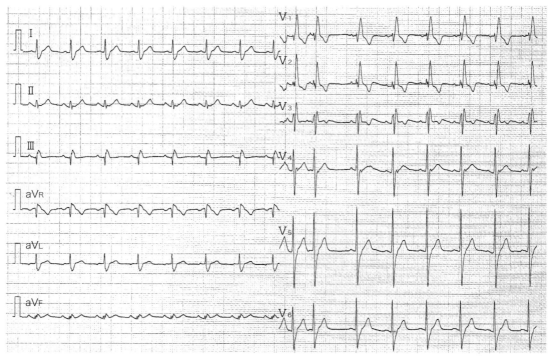

図3. 完全右脚ブロックの心電図

現する症例もある．間歇性脚ブロックには，心拍数に依存し，心拍数が臨界値を越えて速くなると出現する頻脈依存性（tachycardia-dependent）脚ブロックと，まれではあるが心拍数が減少すると出現する徐脈依存性（bradycardia-dependent）脚ブロックがある．前者の機序として第三相ブロック，後者の機序として第四相ブロックが考えられている．

典型的な心電図

完全右脚ブロックでは，右室の大部分が左室側（左脚）からの刺激により興奮する．正常の心室興奮は心室中隔左室側に始まり，中隔を右方へ伝播するが，完全右脚ブロックでもこの心室興奮の初期部分が保たれているので，心電図上QRS波の初期部分には著変が見られず，$V_1 \cdot V_2$誘導にr波，$V_5 \cdot V_6$誘導にq波を認める．次いで，中隔筋層左室側の残りと左室自由壁が興奮し，V_1誘導にS波を，$V_5 \cdot V_6$誘導にR波を形成する．心室興奮の中期以降は，遅れて始まった右室側中隔と右室自由壁の筋伝導性興奮のため，QRS波形は大きく変形し，左室の脱分極が終了すると，右室興奮は右前方へ向かい，V_1誘導にR'波を，I・aV_L・V_5・V_6誘導に幅広いs波あるいはS波（R/S>1）を認める．心室の再分極過程は二次的な変化を受け，$V_1 \cdot V_2$誘導に陰性T波を認める（**図3**）．

完全左脚ブロックでは，心室興奮はその初期より正常とは異なる．心室興奮は右室前乳頭筋基部の右室中隔面下方に始まり，右室から左室に向かう中隔の興奮を反映してI・$aV_L \cdot V_5 \cdot V_6$誘導にr波を認め，q波を認めないとともに，V_1誘導にはr波を認める．次いで右室心筋の興奮を反映して，$V_5 \cdot V_6$誘導にs波あるいは結節を認める．さらに興奮

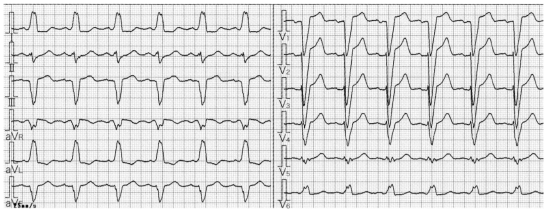

図 4. 完全左脚ブロックの心電図①
拡張型心筋症で CRT が著効した症例．この症例では V₁ 誘導に r 波を認めない．

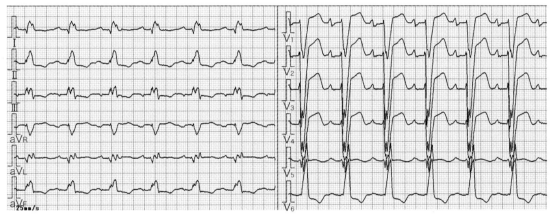

図 5. 完全左脚ブロックの心電図②
この症例は心筋梗塞後で前壁から心尖部が無収縮であった．CRT は著効せず，V₁ 誘導に 1 mm 以上の r 波を認め，aV_L 誘導に Q 波を認めた．

は右室側心室中隔を上行するとともに，心室中隔を右室側から左室側へ緩徐に伝播し，左室を左後方へ向かう．この興奮伝播を反映して，左胸部誘導に slur や notch を伴った幅広い R 波を認め，V₁ 誘導で深く幅広い S 波を認める．V₅・V₆ 誘導には S 波を認めない．ST-T は，興奮伝播過程の変化により二次性の変化を示すとともに，心筋自体の病変あるいは cardiac memory による一次性の変化もあると考えられている．電気軸は一般に −30°を越えないが，異常左軸偏位を示す場合は，左室プルキンエ線維や心筋の広範な異常を示している（**図 4**，**図 5**）．

　非特異的伝導障害の心電図を**図 6**，**図 7** に示すが，これらの症例では何らかの心筋障害が認められた．

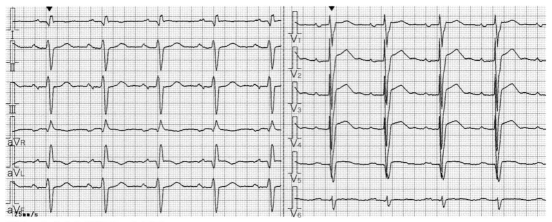

図6. 心室内伝導障害の心電図
この症例は前壁側壁の陳旧性心筋梗塞である．QRS幅は150 msecであり，Ⅰ・aVL誘導に異常Q波を認めた．

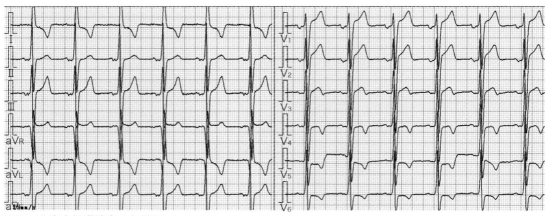

図7. 心室内伝導障害の心電図
この症例は肥大型心筋症であり，胸部誘導でr波の減高を認め，QRS幅は150 msecであった．

診断へのヒント

　　　脚ブロックの診断はその典型的な心電図所見により行う．QRS幅が0.12秒以上であれば伝導障害が存在する．脚ブロック時にはその背景にある心疾患を見逃してはならない．心筋梗塞の診断は緊急を要することもあり，異常Q波あるいはT波変化が診断の手助けになるかもしれない．T波はQRS波と反対側に向くことが多く，同側に（concordant）認められたときには注意を要する．

　　　右脚ブロックでは心室の初期伝導は正常と同様であるため異常Q波の診断は可能である．これまでにない脚ブロックが新たに出現した場合には，広範な心筋障害や虚血の進行を疑う．

治療へのヒント

　脚ブロックには背景に何らかの心疾患を伴うことが多く，その基礎疾患の治療が必要となることもある．虚血の可能性は絶えず念頭に置き，脚ブロックの新規出現やT波の形状には注意すべきである．脚ブロック時のQRS波とconcordantなST-T上昇あるいは低下は注意を要する．重症心不全症例ではCRTが予後を改善することより，脚ブロックや心室内伝導障害症例においてはCRTの可能性も考慮すべきである．特に左脚ブロック症例ではその有用性が高いが，左脚ブロックでもV$_1$誘導でr波が1mm未満あるいはaV$_L$誘導でq波が1mm未満の症例では効果が高いと報告されている[4]（**図4**）．これはV$_1$誘導でr波が1mm以上あるいはaV$_L$誘導でq波が1mm以上の症例（**図5**）では左脚の伝導が残存しているためと推測されている．また左脚ブロック時のQRS幅が150msec以上の症例[5]や，あるいはI・aV$_L$・V$_1$・V$_2$・V$_5$・V$_6$誘導のうち2つ以上の誘導でnotchあるいはslurが認められる症例でも効果が高いと報告されている[6]．

予後の推測

　右脚は解剖学的に細いため，基礎疾患を持たない健常者にもしばしば右脚ブロックを認める．しかし左脚にはプルキンエ線維ネットワークが存在しているため，左脚ブロックは心室中隔を含んだ広範な心筋障害の存在が示唆される．急性の心筋梗塞や心筋炎に伴った高度伝導障害は，急速に完全房室ブロックへ移行する可能性が高い．

　自覚症状がなく，合併心疾患のない左脚ブロック患者の予後は，コントロールと比較してさほど悪くないとの報告があるものの，左脚ブロックによるdyssynchronyが心不全を惹起する可能性があり，注意を要する．実際には左脚ブロックに様々な心筋疾患の合併が多く，新たに左脚ブロックに進展した症例の予後は不良である．また冠動脈疾患患者に右脚ブロックあるいは左脚ブロックを合併していると，広範な心筋障害を有しており，やはり予後不良で突然死も増加する．

　心室内伝導障害の予後も，その合併する基礎心疾患の有無・程度に大きく関わっているが，明らかな合併心疾患のない症例でも予後不良であったとの報告もあり，注意深い経過観察が必要であろう．

文　献

1) Willems JL, et al. J Am Coll Cardiol. 1985; **5**: 1261-1275
2) Surawicz B, et al. J Am Coll Cardiol. 2009; **53**: 976-981
3) Teng AE, et al. Am J Cardiol. 2016; **118**: 527-534
4) Perrin MJ, et al. Europace. 2012; **14**: 690-695
5) Poole JE, et al. J Am Coll Cardiol. 2016; **69**: 1104-1117
6) Strauss D, et al. Am J Cardiol. 2011; **107**: 927-934

2 | 二束ブロックと三束ブロック： 予後予測と治療選択の考え方

- ・心室内刺激伝導系は右脚，左脚前枝，左脚後枝で構成される．
- ・二束ブロックとは右脚ブロック＋左脚前枝ブロックあるいは右脚ブロック＋左脚後枝ブロックのことである．
- ・三束ブロックとは，右脚ブロックと左脚ブロックが間歇性に出現するもの，あるいはPQ延長を伴う二束ブロックをいう．
- ・二束ブロック・三束ブロックの予後は主に基礎疾患の重症度に依存する．
- ・右脚ブロック＋左脚後枝ブロックはまれだが，予後不良である．

心室内刺激伝導系とはなにか

　　His束を発した刺激伝導系は右脚と左脚に別れ，右脚は単一の束として右室前乳頭筋基部まで到達する．左脚は古典的には前枝と後枝に分岐するとされ[1]，また中隔枝も存在するとの報告も多いが[2]，実際には右脚と分かれた後，左脚は速やかに扇状に分岐して複雑なネットワークを形成しつつ，心室中隔に分布する[3,4]．したがって，解剖学的に明瞭な左脚前枝および左脚後枝（そして左脚中隔枝）という概念は正確とはいえない．ただし，健常者の左室心内膜面の興奮パターンを検討すると，①左室前壁の心室中隔付近，②心室中隔中央部，③左室後壁の心室中隔付近，の3ヵ所から興奮が開始することから[5]，機能的には左脚前枝，左脚中隔枝，左脚後枝の存在を仮定することが可能であり，束枝ブロックの病態も理解しやすい（**図1**）．

二束ブロック・三束ブロックの定義

　　心室内刺激伝導系を構成する右脚，左脚前枝，左脚後枝のうち，2束に伝導障害が生じたものを二束ブロック（bifascicular block），3束すべてに伝導障害が生じたものを三束ブロック（trifascicular block）と呼ぶ．

　　二束ブロックには，①右脚ブロック＋左脚前枝ブロック，②右脚ブロック＋左脚後枝ブロック，③左脚前枝ブロック＋左脚後枝ブロック，の3種類の組み合わせが考えられるが，③は左脚ブロックにほかならないため，通常は二束ブロックとは呼ばれることはなく，本項でも取り扱わない．

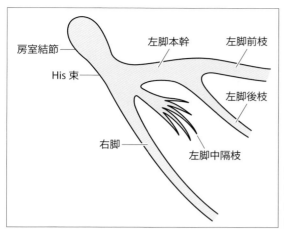

図1. 心室内刺激伝導系の概念
His束を発した心室内刺激伝導系は右脚と左脚に別れ，左脚はさらに前枝と後枝に分かれる．左脚中隔枝の存在も報告されている．

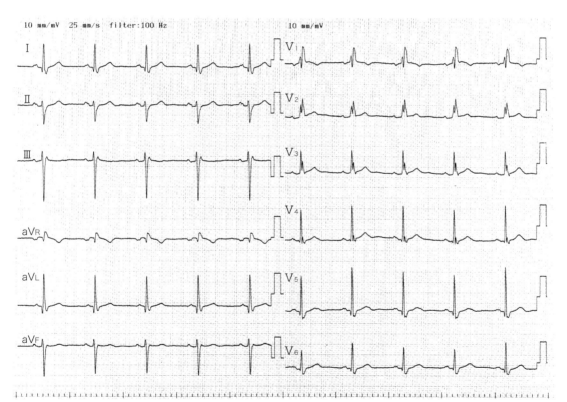

図2. 二束ブロック（右脚ブロック＋左脚前枝ブロック）
QRS幅が広く，V_1誘導でrsR'パターン，I・V_5・V_6誘導で幅の広いS波を認め，右脚ブロックと診断される．QRS電気軸は−45°以上の高度の左軸偏位を呈し，左脚前枝ブロックが合併したものと考えられる．

右脚ブロック＋左脚前枝ブロック

最も頻度の高い二束ブロックである（**図2**）．心電図診断基準は下記の通り[6]．

① QRS 幅≧0.12 秒
② −45〜−90° の左軸偏位：−30〜−45° の場合には疑い
③ aV$_L$ 誘導の qR パターン
④ 右側胸部誘導の rsr'，rsR'，rSR' パターン：通常 R 波＜R' 波であるが，幅が広く notch を有する R 波のみが見られることもある．
⑤ Ⅰ・V$_5$・V$_6$ 誘導の幅の広い S 波：S 波の幅は R 波より広いか，あるいは 40 msec 以上である．

右脚と左脚前枝はともに心室中隔の前方を走行するが，この部位は左冠動脈前下行枝中隔枝の灌流域であるため，前壁中隔心筋梗塞でしばしばこの型の二束ブロックが見られる．また，この領域は大動脈弁輪部に近いため，大動脈弁狭窄症の弁線維化や石灰化が周囲へ波及して生じることがある．さらに高血圧性心疾患，Lenégre-Lev 病，サルコイドーシスなどの心筋症，先天性心疾患（特に心内膜症欠損症），ミトコンドリア脳筋症（Kearns-Sayre 症候群など），外科手術（特に Fallot 四徴症と心室中隔欠損症）などが原因疾患として知られている．

右脚ブロック＋左脚後枝ブロック

右脚ブロック＋左脚前枝ブロックと比べるとはるかにまれである（頻度比 20：1）（**図3**）．これは左脚後枝が左脚前枝よりも太いために障害に強いこと，さらに右脚と左脚後枝は離れているために両者を障害するには広範囲の病変を必要とすることに起因する．心電図診断基準を下記に示す[6]．

① QRS 幅＞0.12 秒
② 右脚ブロックの所見：V$_1$ 誘導の rSR' パターンとⅠ・V$_5$・V$_6$ 誘導の幅の広い S 波
③ 左脚後枝ブロックの所見：＞90° の高度右軸偏位
④ Ⅱ・Ⅲ・aV$_F$ 誘導の qR パターン

診断に際して注意することは，右脚ブロックの存在自体が電気軸に影響するため，電気軸の評価には QRS 平均軸ではなく，QRS 初期ベクトルを用いること，さらに右室肥大，Wolff-Parkinson-White（WPW）症候群（A 型），後壁梗塞，垂直位心など，右軸偏位の原因となるような基礎疾患がないことを確認する点である．

基礎疾患は主に Lenégre-Lev 病とされるが，虚血性心疾患，高血圧性心疾患を背景とすることもある．急性心筋梗塞に合併することはほとんどないが，もし心筋梗塞が原因だった場合には心室中隔が広範囲に障害されていることになり，極めて重篤な病態が示唆される[7]．

2. 二束ブロックと三束ブロック：予後予測と治療選択の考え方

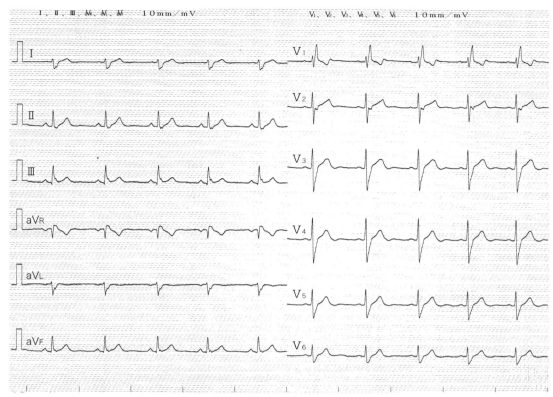

図3. 二束ブロック（右脚ブロック＋左脚後枝ブロック）
QRS幅が広く，V₁誘導でrsR'パターン，I・V₅・V₆誘導で幅の広いS波を認め，右脚ブロックと診断される．QRS電気軸は＞90°の高度右軸偏位，III・aVF誘導ではqRパターンを呈し，左脚後枝ブロックの合併が疑われる．

二束ブロックの予後について知る

　　　　一般的に二束ブロックの予後は基礎疾患の重症度に依存しており，基礎心疾患がない場合には，高度房室ブロックへ移行する可能性はさほど高くない．全体として見た場合，右脚ブロック＋左脚前枝ブロックでは10～16％，右脚ブロック＋左脚後枝ブロックでは21～75％が完全房室ブロックに進展する．右脚ブロック＋左脚後枝ブロックの予後不良は主に2つの理由による．第1に，右脚と左脚後枝は距離が離れているため，両者を障害するには広範囲の病変を必要とし，すなわち心病変が高度と考えられるためである．第2に，左脚前枝は左脚後枝より脆弱であり，右脚ブロック＋左脚後枝ブロックでは，房室伝導が後枝よりも脆弱な左脚前枝に依存することになるため，逆の場合と比較すると完全房室ブロックに移行しやすいためである[7,8]．

　　　　慢性の二束ブロックでは著明なHV間隔の延長が突然死の予知因子となるとの報告が多いが，否定的な報告も見られ，徐脈に起因すると思われる症状や第2度以上の房室ブロックがなければ，通常はペースメーカの適応とはならない．

　　　　急性心筋梗塞に二束ブロックが出現した場合，心室中隔に高度の障害が生じたことが示唆される．前述のように，右脚ブロック＋左脚前枝ブロックよりも右脚ブロック＋左脚後

11

表 1. ST 上昇型急性心筋梗塞における房室伝導障害・心室内伝導障害への対応に関する推奨

<table>
<tr><td rowspan="4"></td><td colspan="6" align="center">房室伝導</td></tr>
<tr><td colspan="2" align="center">正　常</td><td colspan="2" align="center">第 1 度房室ブロック</td><td colspan="2" align="center">Ⅰ型第 2 度房室ブロック</td></tr>
<tr><td align="center">対処</td><td align="center">クラス
（推奨度）</td><td align="center">対処</td><td align="center">クラス
（推奨度）</td><td align="center">対処</td><td align="center">クラス
（推奨度）</td></tr>
</table>

心室内伝導障害		対処	クラス（推奨度）	対処	クラス（推奨度）	対処	クラス（推奨度）
	右脚ブロック＋分枝ブロック	経過観察	Ⅲ	経過観察	Ⅲ	経過観察	Ⅲ
		アトロピン	Ⅲ	アトロピン	Ⅲ	アトロピン	Ⅲ
		経皮的ペーシング	Ⅰ	経皮的ペーシング	Ⅰ	経皮的ペーシング	Ⅰ
		経静脈的ペーシング	Ⅱb	経静脈的ペーシング	Ⅱa	経静脈的ペーシング	Ⅱa
	交代性脚ブロック	経過観察	Ⅲ	経過観察	Ⅲ	経過観察	Ⅲ
		アトロピン	Ⅲ	アトロピン	Ⅲ	アトロピン	Ⅲ
		経皮的ペーシング	Ⅱb	経皮的ペーシング	Ⅱb	経皮的ペーシング	Ⅱb
		経静脈的ペーシング	Ⅰ	経静脈的ペーシング	Ⅰ	経静脈的ペーシング	Ⅰ

ST 上昇型急性心筋梗塞で右脚ブロック＋分枝ブロック（二束ブロック）または交代性脚ブロック（三束ブロック）が出現した場合は，房室伝導が正常であっても経皮的ペーシングあるいは経静脈的ペーシングの適応となる．アトロピンは心房レートを上昇させ，房室伝導を悪化させる可能性があるため，例えⅠ型第 2 度房室ブロックであっても適応とならない．

［Antman EM, et al. Circulation. 2004; **110**: e82-292 より作成］

枝ブロックの方が梗塞は広範囲で，予後不良である．また HV 間隔の延長も予後不良の徴候とある．このような状況では，高度の房室ブロックへ進展する可能性が高く，経皮的ペーシングの準備が推奨され，第 2 度以上の房室ブロックを認めた場合は経静脈的一時的ペーシングの適応となる．ST 上昇型急性心筋梗塞に合併した房室ブロックおよび心室内伝導障害への対応に関する ACC/AHA ガイドライン（2004 年）の一部を**表 1** に示す[9]．

三束ブロック

三束すべての完全ブロックは心電図上完全房室ブロックにほかならない．房室結節あるいは His 束でのブロックとの鑑別も困難であり，三束ブロックとはいわない．臨床的に見られる三束ブロックは，主に以下の 2 つの状況である．

1. 間歇性 3 束ブロック

複数のパターンの一束ないし二束ブロックが見られるもの．右脚ブロック＋左脚前枝ブロックと右脚ブロック＋左脚後枝ブロックの両方のパターンの二束ブロックが見られる場合，左脚ブロックと右脚ブロックが見られる場合などがある．PQ 時間は正常のこともあるが，延長あるいは変動することが多い．高度房室ブロックへ進展する可能性が高く，基本的にペースメーカの適応となる．

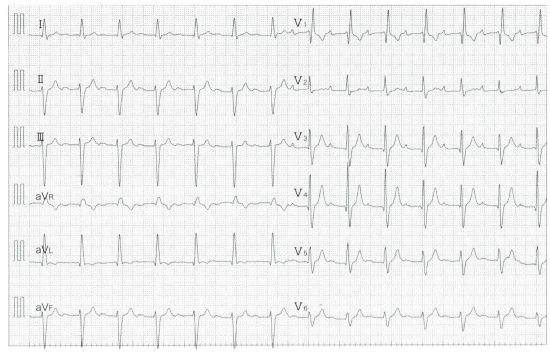

図4. 三束ブロック
右脚ブロック＋左脚前枝ブロックの二束ブロックとPQ延長が認められる．左脚後枝の不完全ブロックが疑われるが，心房内伝導遅延や房室結節内伝導遅延に起因するPQ延長の可能性は否定できない．「真の三束ブロック」であることを証明するためには電気生理検査によってHV時間延長を示す必要がある．

2. PQ延長を伴う2束ブロック

　右脚ブロック＋左脚前枝ブロック，右脚ブロック＋左脚後枝ブロックあるいは左脚ブロックと第1度房室ブロックを認めるもの（**図4**）．ただし，二束ブロックで，心房内伝導遅延や房室結節内伝導遅延に起因するPQ延長を伴う場合も，まったく同様の心電図所見を呈するため，「真の三束ブロック」であることを証明するためには電気生理検査によってHV時間延長を示さなければならない[7,10]．

両脚ブロック

　両脚ブロック（bilateral bundle branch block）の定義は明確ではなく，今のところは完全右脚ブロックあるいは完全左脚ブロックと第1度あるいは第2度房室ブロックが合併するものを指すことが多いようである．ただし，房室ブロックが脚より上流の伝導遅延に起因する可能性があるため，実際に両脚に障害があるかどうか心電図上は判断できない．より厳密な意味で，右脚ブロックと左脚ブロックの両方の波形が記録されることを両脚ブロックとするべきだとする研究者もいる[7]．

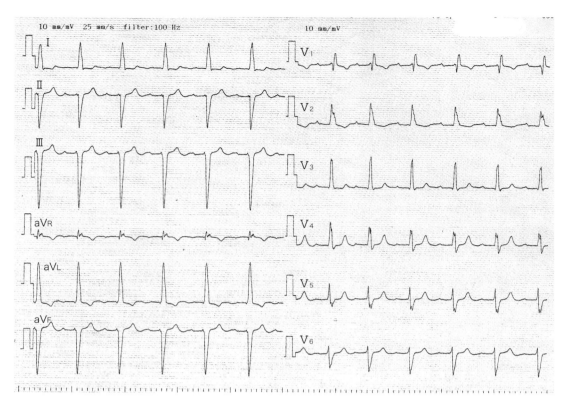

図5. 仮装脚ブロック
胸部誘導ではV₁誘導でrsR'パターン、V₅・V₆誘導で幅の広いS波を認め、右脚ブロックと考えられるが、肢誘導を見るとI・aVL誘導での幅の広いS波の欠如とST-T異常を認め、右脚ブロックというよりも左脚ブロックの波形に似ている。

仮装脚ブロック

　右脚ブロック+左脚前枝ブロック型の二束ブロックで、左軸偏位が高度になるとI誘導のS波が消失し、肢誘導で左脚ブロック様の波形を呈する。これを仮装脚ブロック（または「左脚ブロックに仮装した右脚ブロック」；masquerading RBBB、RBBB masquerading as LBBB）と呼ぶ（**図5**）。仮装脚ブロックは二束ブロックと心肥大の合併でも生じうるとされる。

　仮装脚ブロックには、胸部誘導で右脚ブロック、肢誘導で左脚ブロックを呈するstandard typeのほか、V₁〜V₃誘導で右脚ブロック、V₄〜V₆誘導で左脚ブロックを呈するprecordial typeがある。原因として、右脚ブロックと極端な軸偏位を有する左脚前枝ブロックの合併、右脚ブロックと左室前側壁の局所伝導障害の合併などが想定されている。

　予後は基礎心疾患の重症度にも依存するが、3年で59%が高度房室ブロックへ移行したとの報告もあり、無症状であっても厳重な注意が必要である[7,10]。

慢性二束・三束ブロックにおけるペースメーカ植込みの適応

　高度房室ブロックへ進展する可能性を判断することが重要である．Ⅱ型第2度または完全房室ブロックの既往がある場合，治療上必要な薬剤によって高度房室ブロックが出現する可能性が高い場合，失神などの Adams-Stokes 発作を疑わせる症状があるものは，原則としてペースメーカの適応となる．重篤な基礎心疾患を有する場合，筋ジストロフィーなどの神経筋疾患を有する場合も房室ブロックが進行する可能性が高い．

　電気生理検査による His- プルキンエ系伝導機能の評価も重要で，

① 著明な HV 間隔の延長（＞100 msec）
② 心房ペーシング（150/ 分以下）による His 束内または His 束下ブロックの誘発
③ Ⅰa 群抗不整脈薬静注による His 束内または His 束下ブロックの誘発

を認めた場合にはペースメーカ植込みが考慮される．

文　献

1) Spach MS, et al. Circulation. 1963; **28**: 333-338
2) Demoulin JC, et al. Br Heart J. 1972; **34**: 807-814
3) Massing GK, et al. Circulation. 1976; **53**: 609-621
4) Nakaya Y, et al. Am J Cardiol. 1987; **60**: 95-98
5) Durrer D, et al. Circulation. 1970; **41**: 899-912
6) Wilems JL, et al. J Am Coll Cardiol. 1985; **5**: 1261-1275
7) Macfarlane PW, et al（eds）: Comprehensive Electrocardiology, 2nd ed, Volume 2, Springer, Berlin, p549-604, 2010
8) Surawicz B. Circulation 1979; **60**: 40-42
9) Antman EM, et al. Circulation. 2004; **110**: e82-292
10) Bayes de Luna A: Clinical Electrocardiography: A Textbook, Futura Publishing Company, New York, p209-240, 1993

3 | Brugada 型心電図：
イコール Brugada 症候群ではない

- Brugada 症候群とは，高位肋間を含む V₁・V₂ 誘導記録で type 1（coved）波形が認められる例を指し，type 2，type 3 など saddleback 波形だけが認められる場合は Brugada 症候群ではなく Brugada 型心電図例になる.
- Brugada 型心電図は記録ごとに変化する可能性がある.
- J 点をしっかり判別しないと右脚ブロック例を Brugada 症候群と誤診してしまう.
- VF 既往，夜間の痙攣や死戦期呼吸を伴う失神があれば ICD 植込みの適応となるが，それ以外の例では慎重に適応を検討する必要がある.

Brugada 症候群の昔と今

　Brugada 症候群とは，12 誘導心電図で右脚ブロック様波形と，V_1～V_3 誘導における特徴的な ST 上昇を呈し，主として若年～中年男性が夜間に心室細動（ventricular fibrillation：VF）を引き起こして突然死する疾患である.

　本疾患は 1992 年に Brugada 兄弟により報告された[1]が，その当初は原因不明の特発性 VF の 1 種と考えられていた. しかし Antzelevitch らにより ST 上昇と VF が心筋切片を用いた動物実験で再現され，1998 年に原因遺伝子の一部が解明されるに至って，2000 年代には，本症候群は右室流出路の再分極異常に基づく遺伝性不整脈疾患であるとの仮説が広く受け入れられるようになった. 一方で，右室に伝導異常や形態異常が存在するとの指摘も比較的早期からあり，それらは異端的学説として扱われていたが，2011 年に Nademanee らが，右室の心外膜側だけに限局した伝導異常があって，それを焼灼すると Brugada 症候群が消失する事実を報告した[2]ことで，以後は右室の伝導異常仮説が Brugada 症候群の機序として強く支持されるに至っている. その間，2008 年には Haïssaguerre らが，下側壁誘導（V_4～V_6，Ⅰ，aV_L，Ⅱ，Ⅲ，aV_F）に J 波を伴う例の一部が VF を生じると報告し，それらを早期再分極症候群と命名した[3]. Antzelevitch らは，動物実験において，早期再分極症候群も左室側の再分極異常で説明できると報告し，Brugada 症候群と早期再分極症候群を一括して J 波症候群と呼ぶことを提唱している. しかし，早期再分極症候群のうちの多くの症例に，高位肋間を含む V_1～V_3 誘導に Brugada 型心電図が認められる，心筋虚血を示唆する症例が含まれる. さらには下側壁誘導 J 波の多くが再分極相ではなく脱分極相（QRS 内）に存在する，などの指摘もあって，両者を

3. Brugada 型心電図：イコール Brugada 症候群ではない

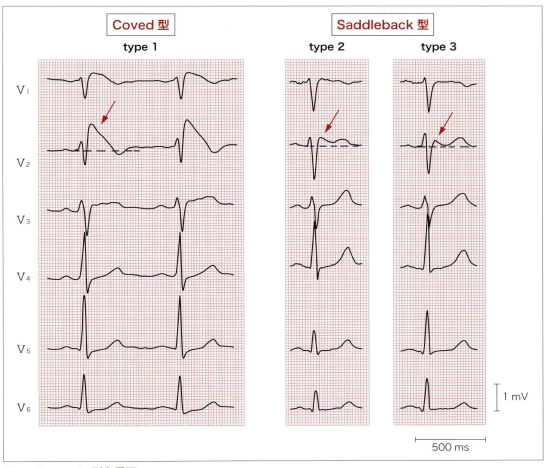

図1. Brugada 型心電図

［Wilde AA, et al. Circulation. 2002; **106**: 2514-2519 より作成］

再分極異常に由来する一連の疾患群として良いか疑問が残るのも事実である．

Brugada 型心電図とはなにか

　Brugada 型心電図とは，12 誘導心電図の V_1〜V_3 誘導で認められる，coved 型または saddleback 型の，type 1，type 2，type 3 のいずれかの波形を意味する．いずれのタイプにおいても J 点で 2mm 以上の波高が必要であるが，type 1 波形は J 点に続いて coved 型（ST 部分が上方に凸型で丸くドーム状になっているもの）を呈し，T 波が陰転するものを指す．一方，type 2 波形は saddleback 型（ST 部分がいったん下方に向かった後に再び上向き＝陽性の T 波が続くもの）を呈し，ST 波高（終末部）が 1 mm 以上あるもの，type 3 波形は saddleback 型または coved 型で ST 波高が 1 mm 未満のものを指す[4]（**図1**）．

　しかし，これらの波形が見られても，Brugada 症候群といえるのは，高位肋間（第 2 肋間，第 3 肋間）を含めた V_1・V_2 誘導のいずれかで type 1 波形が認められるものだけであり，type 2，type 3 例は薬剤負荷などで type 1 波形に変化しない限り Brugada 症候群

とは言うべきではないとされている．また薬剤負荷で初めて type 1 波形になる例では，①家族歴（Brugada 症候群や 45 歳未満での突然死），② VF や多形性心室頻拍（ventricular tachycardia：VT），③呼吸停止を伴う失神などの不整脈由来の重篤な症状，のいずれかを伴う場合にのみ Brugada 症候群と診断するのが望ましいとされている．その場合，1 発または 2 発の心室期外刺激での VT/VF 誘発があればさらに良いとしている．つまり，ガイドライン上は，通常の心電図記録で type 1 波形が認められるものだけが Brugada 症候群であり，type 2 や type 3 波形しか認められないものは Brugada 型心電図例といって良いが，Brugada 症候群と診断してはいけないことになっている．

心電図異常のメカニズムは？

Brugada 症候群ではこれまでに 20 種以上の遺伝子変異が報告されているが，これらの遺伝子変異を背景として，右室流出路心外膜側で内向きの Na 電流や Ca 電流などが減少し，I_{to} 電流など相対的な外向き電流が増加する結果，心外膜−心内膜間で活動電位勾配が生じて特徴的な心電図変化をもたらすと説明されてきた．また，VF は近接する心外膜細胞間で不均一なドーム状波形の消失による活動電位持続時間のばらつきが起こり，それに基づいて phase 2 リエントリーが生じるためとされている．Brugada 症候群の機序を再分極異常で説明するこの"再分極仮説"は動物実験で証明されていることもあって，長らく支持されてきた．しかし，VF の発生には右室流出路での伝導遅延が必須であることが判明し，かつ前述したように，Nademanee らが，VF を繰り返す Brugada 症候群例において，右室流出路の心外膜側に著明な伝導異常部位があること，それらを広範囲に焼灼することで Brugada 型心電図が消失することを報告して以来，Brugada 症候群の機序として"脱分極仮説"が有力になっている．

ただ，現時点において，Brugada 症候群の発症機転を単一の仮説で説明しうるだけのエビデンスは得られていない．すなわち，右室心外膜側に認められる delayed potential と連続する fragmented potential を再分極仮説だけで説明するのは無理があり，一方で，Ca 拮抗薬や発熱，迷走神経緊張亢進で ST 上昇が生じる，イソプロテレノール，キニジン，シロスタゾールなどの一部の薬剤だけが VF の抑制に有効で，加齢に伴って VF の頻度が減少する理由などは脱分極仮説から説明しがたい．一方，再分極異常が存在するため，それに基づいて二次的に脱分極異常が生じるとの意見もあるが，いずれにしても Brugada 症候群とは脱分極異常と再分極異常の両方を合併した疾患と考えられる．

非定型的な心電図

非定型的な Brugada 型心電図として T 波陰転を伴わない coved 型波形がある．expert consensus report では，type 1 波形は T 波陰転を伴う必要があると定義され，T 波陰転のない場合は type 2 または type 3 波形に分類されてしまう．しかし，VF 発作前後や，ピルシカイニド負荷直後には T 陰転を伴わない著明な coved 型波形が認められることが少なくない．また，このような例では経過中に必ず T 波が陰転する（**図 2**）．したがって，大

3. Brugada 型心電図：イコール Brugada 症候群ではない

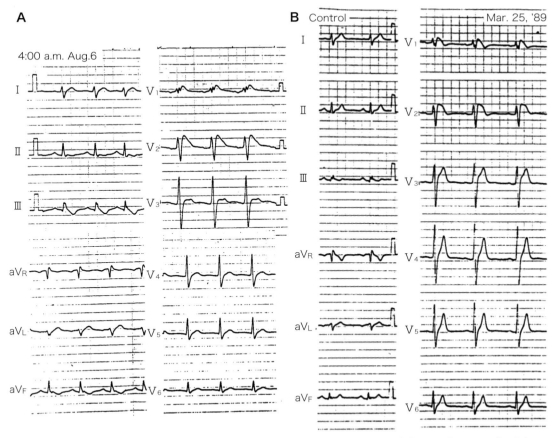

図 2. わが国第 1 例目の Brugada 症候群と思われる症例の VF 発作直後（A）と発作 7 ヵ月後（B）の 12 誘導心電図
発作直後には V_1・V_2 誘導で T 波の陰転はないが，7 ヵ月後には T 波の陰転が生じている．

きな coved 型波形が認められた場合は，T 波陰転がなくとも type 1 波形に分類すべきと思われる．

　Brugada 症候群では，type 1 波形は高位肋間を含む V_1 または V_2 誘導で診断することになっているが，Ⅱ・Ⅲ・aV_F 誘導や，Ⅰ・aV_L 誘導で type 1 波形を呈する症例も存在する．理論上，伝導異常や再分極異常は右室流出路以外に，右室中央部〜下部に存在しても不思議ではなく，その際はⅡ・Ⅲ・aV_F 誘導だけに Brugada 型心電図が出現すると考えられる．

診断へのヒント

　consensus report での Brugada 症候群の診断における大きな問題点は J 点の定義がないことである[5]．このため，完全右脚ブロックまたは不完全右脚ブロックの V_1・V_2 誘導の late r' 波 peak が J 点と混同されやすい．近年 Brugada 型心電図は自動解析心電計で診断が下されるが，その精度が高くない原因として，右脚ブロックと Brugada 型心電図との

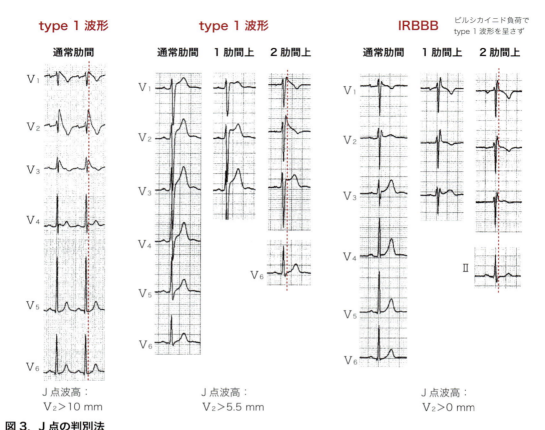

図 3. J 点の判別法
V₅・V₆, (Ⅱ) 誘導などの QRS 終末部 (J 点) 時相から V₁・V₂ 誘導の J 点を決定し, その波高を計測する.
IRBBB：不完全右脚ブロック

鑑別が不十分な点が挙げられる. このため, 誤診を防ぐ 1 つの手法として, 心電図の時相を一致させて, V₁ または V₂ 誘導の QRS 波後半部分と, V₅ または V₆ 誘導の QRS 終末点を比較し, V₅・V₆ 誘導から V₁・V₂ 誘導の J 点（QRS 終末点）と J 波高を決定する方法を挙げたい（**図 3**）. 通常の右脚ブロックでは V₅・V₆ 誘導の QRS 終末点は, V₁・V₂ 誘導の r' または R' 波ピークの後方で, 基線に近づく時相に一致する. 一方, Brugada 症候群では, V₅・V₆ 誘導の終末点は, V₁・V₂ 誘導の r', R' 波ピーク周辺に一致する. つまり, Brugada 症候群の V₁・V₂ 誘導の r', R' 波（この場合は J 波と呼んで良い）は純粋な右脚ブロックの r', R' 波より後方（より遅い時相）にあり, 終末点の電位は高い. 仮に V₁・V₂ 誘導が rs(S)R', rs(S)r', R 波形で T 波が陰転していたとしても, 終末点（J 点）の波高が 2 mm 未満であれば, 直ちに Brugada 型心電図とは考えるべきではない. ただ, V₅・V₆ 誘導の J 点が判別困難で, 必然的に V₁・V₂ 誘導の J 点波高を決定できない, または J 点波高が 2 mm 前後としかいえない例では, 薬剤を用いると coved 型に変化する, つまり薬剤誘発性 Brugada 症候群の場合がある. saddleback 型心電図のもう 1 つの鑑別法として, late r' または J 点ピークから ST 部分への立ち下がりを見る方法がある. すなわち, 立ち下がりのスロープがなだらかでなく, その角度が急峻な場合は Brugada 型心電

図よりは不完全右脚ブロックの可能性が高いと報告されている．ただし，これらの手法を用いても，一部の症例においてはBrugada型心電図と右脚ブロックを正確に識別するのが困難なのも事実である．一方で，脚ブロックのないBrugada症候群，または不完全右脚ブロックを伴うBrugada症候群に，完全右脚ブロックが生じると，Brugada型心電図が隠蔽されることも報告されている．

　Brugada症候群の診断に際して注意すべきは，日内変動などにより，これらの心電図波形が記録ごとに大きく変化する点である．VF発作直前または直後はSTが著明に上昇して典型的なcoved型を示すことが多いが，安定期に入ると，saddleback型に移行したり，通常肋間からの記録ではBrugada型心電図が消失したりする．このため，saddleback型の心電図例では高位肋間（第2・3肋間）を含む12誘導心電図を定期的に記録し，type 1波形が出現しないかを常に観察する必要がある．また，type 1波形を顕在化する方法として，Na$^+$チャネル遮断薬による薬物負荷試験（ピルシカイニド1 mg/kg静注）が知られているが，この他に，発熱時や運動負荷直後，大量飲食後に顕在化しやすいので，Brugada症候群が疑われる場合は，トレッドミル運動負荷試験，満腹試験などを試みるのが望ましい．

　既述の如く，type 1心電図例だけをBrugada症候群とするのがconsensus reportの考え方であるが，これに基づいてBrugada症候群の診断用に提唱されたのがShanghai score system（上海スコア）である[5]．この診断基準では心電図波形，VFや失神などの病歴，突然死などの家族歴，遺伝子検査結果ごとにそれぞれ点数を配分し，3.5点以上を確実なBrugada症候群としている（**表1**）．Brugada症候群では心電図所見のほかに，失神と突然死家族歴の聴取が診断の重要な鍵となるが，本診断基準は神経調節性失神や，Brugada症候群に無関係な突然死の家族歴を除外できるようなscore systemとなっている．

治療へのヒント

　Brugada症候群では，VF多発時の薬物治療としてイソプロテレノールの持続点滴が有用である．VF再発予防目的の経口薬として，I$_{to}$チャネル遮断作用のある薬物（キニジン，ベプリジルなど），Ca電流を増加させるシロスタゾールなどがあるが，単剤での有効率は30%前後であり，数種の薬剤併用が必要な場合が少なくない．また，右室心外膜側へのカテーテルアブレーションはVF頻発例に有効ではあるものの，一部の例でBrugada型心電図が消失した後もVFが残存することが報告されている．このため，高リスクのBrugada症候群ではICD（植込み型除細動器）の植込み手術が必須とされている．

　2007年に発表された『QT延長症候群（先天性・二次性）とBrugada症候群の診療に関するガイドライン』（2012年改訂）では，心停止・心蘇生例またはVF/持続性VTが捉えられているBrugada型心電図例へのICD植込みがクラスⅠの，失神群・無症候群においては，type 1波形を有し，①原因不明の失神，②突然死の家族歴，③電気生理検査（EPS）でのVF誘発，のうち2つの事項を満たす場合がクラスⅡaのICD適応とされている．このガイドラインは当時としては画期的な治療基準であったが，現在では失神，無症候群におけるICDの過剰適用を予防するための，より厳格な指針が求められている．

表 1. expert consensus report で提唱された Brugada 症候群診断のための score system

Ⅰ．心電図（12 誘導 /Holter）	
A．通常肋間または高位肋間での，自然の type 1 Brugada 波形	3.5
B．通常肋間または高位肋間での，発熱惹起性 type 1 Brugada 波形	3
C．薬物負荷試験で type 1 に変化する type 2 または type 3 Brugada 型心電図	2
注：ここでは最大となる点数を 1 回だけ付与する．1 項目に限定	
Ⅱ．病　歴	
A．説明不能な心停止の既往，または VF/ 多形性 VT の証拠	3
B．夜間のあえぎ（死戦期）呼吸	2
C．不整脈性失神の疑い	2
D．原因・機序の不明な失神	1
E．30 歳未満例における原因不明の心房粗動 / 細動	0.5
注：最大となる点数を 1 回だけ付与	
Ⅲ．家族歴	
A．1・2 親等家系での Brugada 症候群例	2
B．1・2 親等家系内での突然死（発熱時，夜間，または Brugada 波形を悪化させる薬剤投与時での）疑い例	1
C．1・2 親等家系内での 45 歳未満の原因不明な突然死例	0.5
注：最大となる点数を 1 回だけ付与	
Ⅳ．遺伝子検査	
A．Brugada 関連遺伝子における病的変異の存在	0.5
Score（少なくとも 1 回の心電図所見が必要） 3.5 点以上：probable/definite Brugada 症候群 2～3 点　　：possible Brugada 症候群 2 点未満　　：nondiagnostic	

［Antzelevitch C, et al. J Arrhythm. 2016; **32**: 315-339 を和訳して作成］

　　日本循環器学会からは 2018 年度中に新しいガイドラインが発表されると思われるが，本項では consensus report の治療基準を提示したい [5]（**図 4**）．この基準では，心停止 / 持続性 VT 例と，痙攣や死戦期呼吸を伴うような夜間の失神例がクラスⅠまたはⅡa の ICD 植込み適応となっているが，無症候例や薬剤誘発性 type 1 波形例は一部を除いて適応となっていない．この他に，Brugada らは score 方式による治療方針を提唱し，そこでは，病歴，自然の type 1 波形，突然死家族歴，EPS での VF/ 持続性 VT 誘発性の各項目に重みづけ評価した点数をつけて，2 点以上を高リスク群としている [6]．

　　ICD に関しては，経静脈リード植込みを必要としない S-ICD（皮下植込み型除細動器）が開発され，徐脈や持続性 VT を伴わない Brugada 症候群は良い適応対象になっている．ただし，Brugada 症候群では心電図の日内変動があるため，植込み後の T 波のオーバーセンシングによる S-ICD の不適切作動の予防が課題とされている．

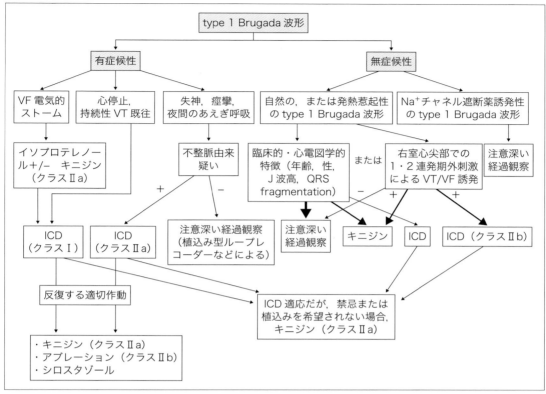

図4. expert consensus report で提唱された Brugada 症候群の治療基準
［Antzelevitch C, et al. J Arrhythm. 2016; 32: 315-339 を和訳して作成］

予後の予測

　　これまで Brugada 症候群の不良な予後を予測する数多くの指標が報告されている．その代表的な指標として，VF または心停止の既往と原因不明の失神のほかに，自然の type 1，EPS での VF/VT 誘発，突然死の家族歴，下側壁誘導での J 波，fragmented QRS (F-QRS) などが知られている[7,8]．このうち EPS での VF/VT 誘発と突然死家族歴は予測指標とならないとの報告が多かったが，1 発または 2 発での心室期外刺激での VF 誘発は有用との報告がなされ，突然死家族歴も，ごく身近な親族（1 または 2 親等）における若年者の夜間の突然死は，予後指標として再評価されている．また，SCN5A 遺伝子変異もわが国ではリスク因子になることが最近報告された[9]．このほかに，I 誘導での幅広い S 波の存在が予測指標として報告されているが，これを有する症例は V_5・V_6 誘導でも S 波があるため，基本的には F-QRS と同様に右室心筋の伝導障害（遅延）を合併した右脚ブロックの存在を示唆しているものと思われる．一方，良好な予後を示唆する所見として，種々の検査を施行しても type 1 波形が出現しない例，薬剤誘発性 type 1 波形例，70 歳以上の高齢者などがある．

文　献

1) Brugada P, et al. J Am Coll Cardiol. 1992; **20**: 1391-1396
2) Nademanee K, et al. Circulation. 2011; **123**: 1270-1279
3) Haïssaguerre M, et al. N Engl J Med. 2008; **358**: 2016-2023
4) Wilde AA, et al. Circulation. 2002; **106**: 2514-2519
5) Antzelevitch C, et al. J Arrhythm. 2016; **32**: 315-339
6) Sieira J, et al. Eur Heart J. 2017; **38**: 1756-1763
7) Kamakura S, et al. 2009; **2**: 495-503
8) Morita H, et al. Circulation. 2008; **118**: 1697-1704
9) Yamagata K, et al. Circulation. 2017; **135**: 2255-2270

4 アデノシン感受性房室弁輪部起源心房頻拍：リエントリー回路を同定する

- アデノシン感受性房室弁輪部起源心房頻拍は房室結節近傍以外にも，その他の房室弁輪部を起源として認められる．
- これらのアデノシン感受性房室弁輪部起源心房頻拍の機序はリエントリーと考えられる．
- エントレインメント法を用いることでこれらの頻拍におけるリエントリー回路の同定が可能である．

アデノシン感受性房室弁輪部起源心房頻拍とはなにか

　アデノシンおよびベラパミル感受性を有する房室弁輪部起源心房頻拍は房室結節近傍を起源とする「房室結節近傍起源心房頻拍」と房室結節近傍以外の弁輪部を起源とする「房室弁輪部起源心房頻拍」としてこれまで報告されてきた．これらの頻拍はともに局所からの巣状興奮伝播パターンを呈し，アデノシンおよびベラパミルに対する感受性を有しかつペーシングによる誘発停止が可能であり，近似した電気生理学的特徴を持っていることが報告されている一方で，正確な機序は十分には検討されていなかった．

これまでのいきさつ

　Iesaka らは，房室結節近傍を起源とする房室結節リエントリー性頻拍とは異なるアデノシン感受性を有する心房頻拍が認められることを初めて報告した[1]．この頻拍はアデノシンおよびベラパミルに感受性を持っていることから Ca^{2+} チャネル依存性組織を頻拍回路内に有することが推測された．また，ペーシングによる誘発停止が可能であることから，房室結節の一部あるいは房室結節近傍の移行細胞などにより回路が形成されているリエントリー性の頻拍ではないかと推測された[1]．彼らは右房の頻拍中の最早期興奮部位に対するカテーテルアブレーションにより頻拍の根治が得られることを示したが，房室結節近傍であることから房室ブロックの危険性があることを報告している．Frey らは 16 例の房室結節近傍起源の心房頻拍において両心房のマッピングを行い，最早期心房興奮部位は 10 例では右房側に認めたが，6 例では左房側に認めることを報告し，両心房のマッピングの必要性を報告している[2]．その後，Ouyang らは大動脈無冠尖に頻拍中の最早期興奮部位が認められることを報告し，同部位からの通電が房室ブロックの危険性のない安全な通

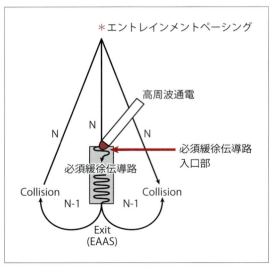

図1. エントレインメントを用いたリエントリー回路の必須緩徐伝導路入口部位の同定法

電部位であることを報告した[3]．彼らの報告した頻拍もアデノシンに感受性を有しペーシングによる誘発停止が可能であることから，頻拍の機序はミクロリエントリーあるいはトリガードアクティビティによるものではないかと報告している．

機序と頻拍回路を考える

本頻拍はアデノシンおよびベラパミルに感受性があることから，Ca^{2+}チャネル依存性組織を頻拍回路内に有することが推測されてきたが，その機序と頻拍回路の詳細は明らかにされてこなかった．そこで筆者らは，アデノシン感受性房室結節近傍起源心房頻拍10例において，頻拍中にKoch三角内の10点に単発期外刺激を加え，リセット反応の解析を行い，頻拍回路にKoch三角内の心房組織が関与しているかについて検討を行った[4]．その結果，Koch三角内の心房組織および順行性房室結節伝導路は頻拍回路に関与していないことを明らかにし，本頻拍が房室結節リエントリー性頻拍とは異なる頻拍であることを示した．またこの検討では，10例中2例において，頻拍中に最早期心房興奮部位の電位を記録したまま，心房内多点からエントレインメント現象が認められるかについて検討を行った結果，最早期興奮部位がorthodromicに捕捉され，マニフェストエントレインメントが認められた．このことから本頻拍の機序はリエントリーであることが考えられた[4]．

頻拍回路の同定と至適通電部位を考える

筆者らはエントレインメントを用いてアデノシン感受性房室結節近傍起源心房頻拍の頻拍回路の同定を試みた．頻拍中に心房内の複数部位から頻拍周期より短い間隔でペーシングを行い，マニフェストエントレインメントが認められるかどうかを検討した．マニフェストエントレインメントが認められ，かつ最早期興奮部位がorthodromicに捕捉された

4. アデノシン感受性房室弁輪部起源心房頻拍：リエントリー回路を同定する

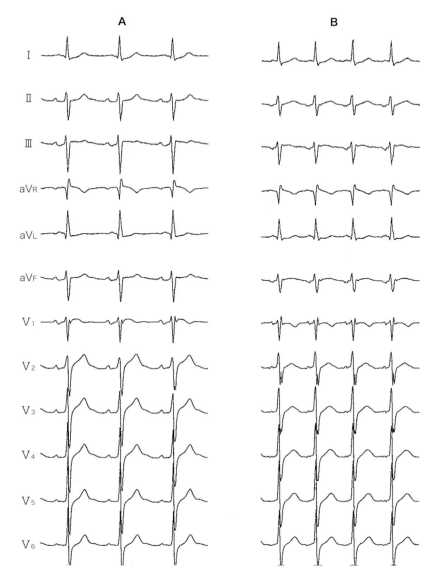

図2. アデノシン感受性房室結節近傍起源心房頻拍症例における洞調律時（A）および心房頻拍時（B）の体表面12誘導心電図

場合，ペーシング部位はリエントリー回路における必須緩徐伝導路の近位側に位置していることが考えられる（**図1**）．このため**図1**に示すように必須緩徐伝導路は最早期興奮部位からマニフェストエントレインメントが認められたペーシング部位の方向に位置しているはずであり，高周波通電を最早期興奮部位からエントレインメントペーシング部位の方向に向かって2 cm離れた場所から行い，必須緩徐伝導路の入口部の同定を試みた（**図1**）．

17例のアデノシン感受性房室結節近傍起源心房頻拍で検討した結果，すべての症例でマニフェストエントレインメントが認められ，かつ最早期興奮部位がorthodromicに捕

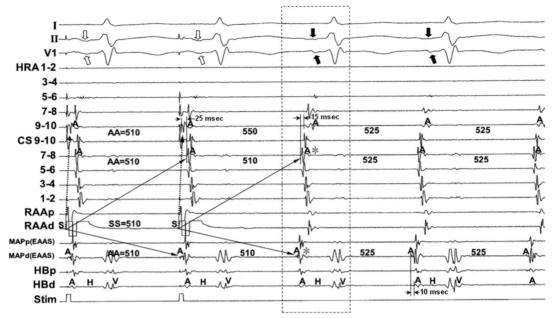

図3. 最早期心房興奮部位がHis束部位の側壁側近傍に認めた症例における心腔内電位図
頻拍中に頻拍周期より15 msec短い510 msecの間隔で右心耳からペーシングを行ったところ，最早期心房興奮部位（EAAS）および冠状静脈洞（CS）の電位はorthodromicに捕捉されたが，高位右房（HRA）の電位はantidromicに捕捉され，マニフェストエントレインメントが認められた．体表面心電図のP波形はペーシング中と頻拍中では異なり，コンスタントフュージョンを認めた．
RAA：右心耳，MAP：マッピングカテーテル，HB：His束

［Yamabe H, et al. Heart Rhythm. 2012; **9**: 1475-1483 より許諾を得て転載］

捉された[5]．頻拍中の最早期興奮部位からエントレインメントペーシング部位の方向に向かって10.1±2.8 mm離れた部位への通電により通電開始から2.9±1.0秒で頻拍の停止が得られ，必須緩徐伝導路の入口部が同定された[5]．**図2**に最早期興奮部位がHis束部位の側壁側近傍に認めた症例を提示する．洞調律時の心電図（**図2-A**）および頻拍時の心電図（**図2-B**）を示す．頻拍中に頻拍周期より15 msec短い510 msecの間隔で右心耳からペーシングを行ったところ，最早期興奮部位および冠状静脈洞（CS）の電位はorthodromicに捕捉されたが，高位右房（HRA）の電位はantidromicに捕捉され，マニフェストエントレインメントが認められた（**図3**）[5]．体表面心電図のP波形はペーシング中と頻拍中では異なり，コンスタントフュージョンを認めた（**図3**）．この結果から，この症例ではリエントリー回路の必須緩徐伝導路は最早期興奮部位からペーシングサイトである右心耳の方向に向かって存在していることが考えられた（**図4**）．このため右心耳方向に向かって2 cm離れた部位から通電を開始し，徐々に最早期興奮部位に近づけていったところ，最早期興奮部位から9 mm離れた部位での通電により頻拍の停止が得られ，必須緩徐伝導路の入口部が同定された（**図4**）．**図5**に同部位での通電時の記録を示す．成功通電部位は最早期興奮部位から9 mm離れていることから，同部の心房電位はHis束部の心房電位より20 msec遅く出現し，かつ単極誘導電位もrSパターンを示している

4. アデノシン感受性房室弁輪部起源心房頻拍：リエントリー回路を同定する

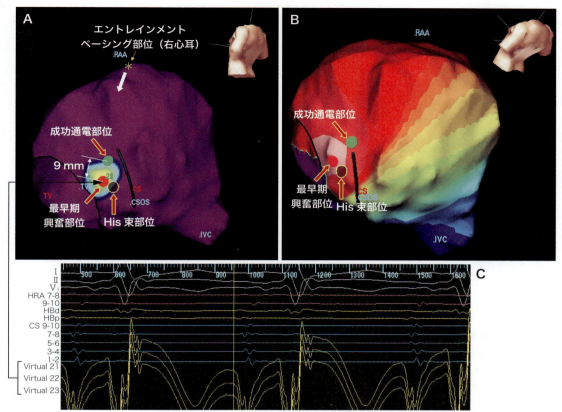

図4. エントレインメントが認められたペーシング部位である右心耳，成功通電部位，最早期心房興奮部位，His 束部位の位置関係

頻拍中の isopotential map（**A**）と isochronal map（**B**）．**C** は最早期心房興奮部位の単極誘導電位を示す．

［Yamabe H, et al. Heart Rhythm. 2012; 9: 1475-1483 より許諾を得て転載］

が，同部位での通電開始直後 1.2 秒で頻拍の停止が認められ，必須緩徐伝導路の入口部と考えられた（**図5**）．**図6** に 17 例の最早期心房興奮部位，His 束部位，成功通電部位の位置関係を示す．最早期心房興奮部位は 9 例では His 束部位の後方に，2 例では His 束部位の上方に，2 例で中隔側に，4 例で側壁側に認めたが，全例最早期心房興奮部位からエントレインメントが認められたペーシング部位に向かった部位での通電により頻拍停止が得られた[5]．His 束部位から成功通電部位までの距離は，His 束部位から最早期興奮部位までの距離より有意に長いことから（12.4 ± 2.9 mm vs 6.4 ± 1.9 mm；$p<0.0001$），His 束部位に近接する最早期興奮部位より離れた部位での通電により頻拍の停止が得られるため，房室ブロックのリスクが低く，従来の最早期興奮部位への通電に比し安全な方法であることが示された[5]．

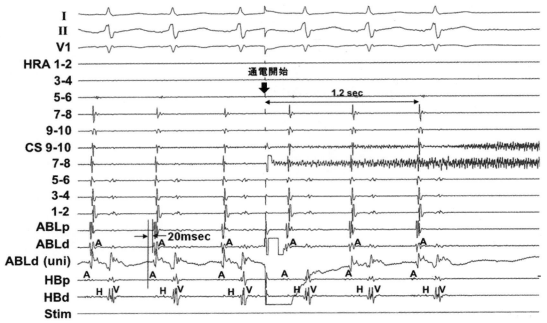

図 5. 最早期興奮部位から 9 mm 離れた部位での通電により頻拍の停止が得られた際の心腔内電位図
成功通電部位は最早期興奮部位から 9 mm 離れていることから，同部の心房電位は His 束部の心房電位より 20 msec 遅く出現し，かつ単極誘導電位も rS パターンを示しているが，同部位での通電開始直後 1.2 秒で頻拍の停止が認められ，必須緩徐伝導路の入口部と考えられた．
ABL：アブレーションカテーテル

[Yamabe H, et al. Heart Rhythm. 2012; **9**: 1475-1483 より許諾を得て転載]

房室結節近傍以外のアデノシン感受性房室弁輪部起源心房頻拍のこれまでのいきさつ

巣状興奮伝播パターンの心房頻拍が房室弁輪に沿って認められることはこれまでも報告されてきた[6]．Matsuoka らは頻拍が少量のアデノシンで停止し，ペーシングによる停止も可能であることから，頻拍の機序はミクロリエントリーではないかと報告した[6]．一方 Iwai らはその機序としてミクロリエントリー以外に撃発活動による機序ではないかと推測した[7]．

房室結節近傍起源心房頻拍以外の房室弁輪部を起源とするアデノシン感受性心房頻拍の機序および頻拍回路の同定と至適通電部位を考える

房室弁輪部を起源としてアデノシンに感受性を有する心房頻拍も房室結節近傍起源心房頻拍と同様に，巣状興奮伝播パターンを示し，ペーシングによる誘発停止が可能であることから，その機序としてリエントリーが考えられる．これらの房室弁輪部起源の心房頻拍の機序を明らかにし，さらに頻拍回路を同定するために，頻拍中に心房内各点から頻拍周期より短い間隔でペーシングを行い，マニフェストエントレインメントが認められるかに

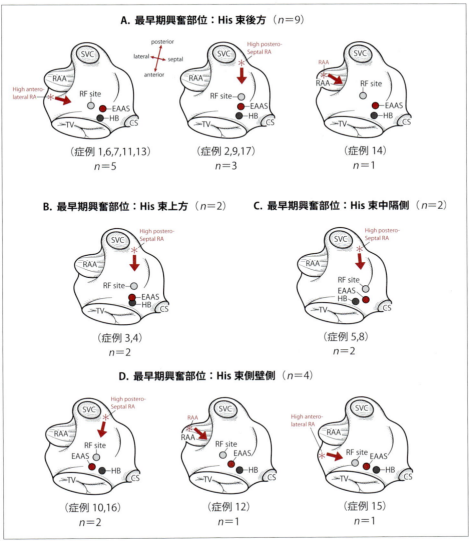

図6. アデノシン感受性房室結節近傍起源心房頻拍17例の最早期興奮部位（EAAS），His束部位（HB），成功通電部位（RF site）の位置関係

最早期興奮部は9例ではHis束部位の後方に，2例ではHis束部位の上方に，2例で中隔側に，4例で側壁側に認め，全例最早期興奮部位からエントレインメントが認められたペーシング部位（＊）に向かった部位での通電により頻拍停止が得られた．
SVC：上大静脈，TV：三尖弁

[Yamabe H, et al. Heart Rhythm. 2012; **9**: 1475-1483 を改変して引用]

ついて検討した[8]．

　方法は，房室結節近傍起源心房頻拍のリエントリー回路を同定した際の方法と同様な手技を用いて行った．最早期心房興奮部位を同定した後，同部位での心房電位を記録したまま，心房内各所から頻拍より5拍／分早いレートでペーシングを行い，最早期心房興奮部位の電位がorthodromicに捕捉されマニフェストエントレインメントが認められるかについて検討した．23例のアデノシン感受性房室弁輪部起源心房頻拍において検討した

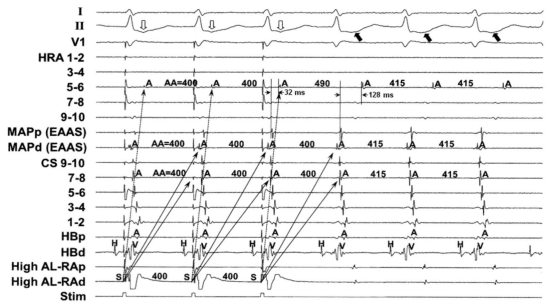

図7. マニフェストエントレインメントが認められた際の心腔内心電図

本症例の頻拍周期は415 msecであり，最早期心房興奮部位は三尖弁輪部の5時方向に認められた．高位前側壁右房（high AL-RA）から刺激間隔400 msecでペーシングを行ったところ，最早期心房興奮部位と冠状静脈洞内心房電位はorthodromicに捕捉され，高位右房領域の電位はantidromicに捕捉され，マニフェストエントレインメントが認められた．体表面心電図のP波形はペーシング中，頻拍中の波形と異なっておりコンスタントフュージョンが認められた．

［Yamabe H, et al. Am J Cardiol. 2014; **113**: 1822-1828 より許諾を得て転載］

結果，全例でエントレインメントが認められ，頻拍の機序がリエントリーであることが示された．さらに頻拍回路内の必須緩徐伝導路の入口部を同定するため，最早期興奮部位からエントレインメントが認められた方向で高周波通電を行った．最早期興奮部位から2 cm離れた部位から通電を開始し，停止しない場合に少しずつ最早期心房興奮部位に近づけて通電を行ったところ，全例で頻拍の停止が得られた．最早期心房興奮部位から成功通電部位までの距離は10.4±2.4 mmであり，通電開始から停止までの時間は2.9±1.1秒であった．また成功通電部位の電位は最早期心房興奮部位の電位より13.9±5.7 msec遅れて認められ，成功通電部位が頻拍回路内の必須緩徐伝導路の入口部と考えられた．

図7にマニフェストエントレインメントが認められた際の心腔内心電図を示す．本症例の頻拍周期は415 msecであり，最早期心房興奮部位は三尖弁輪部の5時方向に認められた．高位前側壁右房から刺激間隔400 msecでペーシングを行ったところ，最早期心房興奮部位と冠状静脈洞内心房電位はorthodromicに捕捉され，高位右房領域の電位はantidromicに捕捉され，マニフェストエントレインメントが認められた．体表面心電図のP波形はペーシング中，頻拍中の波形と異なっておりコンスタントフュージョンが認められた（図7）．図8に最早期心房興奮部位，成功通電部位，エントレインメントペーシングが認められた高位前側壁右房の位置関係を示す．マニフェストエントレインメントは

4. アデノシン感受性房室弁輪部起源心房頻拍：リエントリー回路を同定する

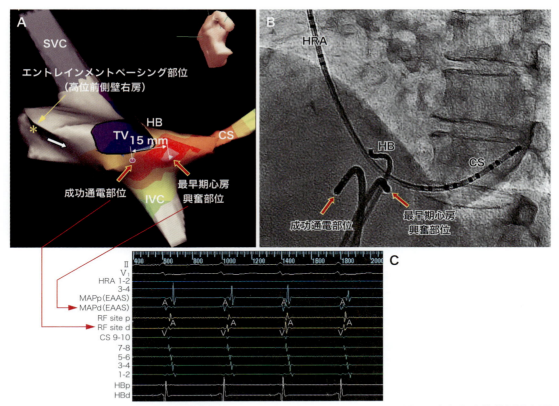

図8. 最早期心房興奮部位，成功通電部位，エントレインメントペーシングが認められた高位前側壁右房の位置関係を示した isochronal map（A）および透視図（B）

最早期心房興奮部位からマニフェストエントレインメントが認められた高位前側壁右房方向に向かって15 mm 離れた部位での通電により頻拍の停止が得られた．このため，成功通電部位（RF site）の心房電位は最早期心房興奮部位の電位より遅れて認める（C）．

[Yamabe H, et al. Am J Cardiol. 2014; **113**: 1822-1828 より許諾を得て転載]

高位前側壁右房からのペーシングで認められたことから，通電はこの方向に向かった2 cm 離れた部位から開始し，最早期心房興奮部位から 15 mm 離れた部位での通電により頻拍の停止が得られた．**図8**下段に示すように，成功通電部位の心房電位は最早期心房興奮部位の電位より遅れて出現しており，同部位が必須緩徐伝導路の入口部と考えられた（**図8**）．**図9**に23 例の症例における最早期心房興奮部位，成功通電部位，エントレインメントペーシングが認められた部位の位置関係を示す．頻拍のリエントリー回路は13 例では三尖弁輪に沿って時計方向に認められ，10 例では反時計方向に認められた（**図9**）．

解剖学的素地はどこか

筆者らの検討の結果，アデノシン感受性房室弁輪部起源心房頻拍のリエントリー回路は房室弁輪部に沿って認められることが明らかとなった．本頻拍はアデノシンおよびベラパミルに感受性を有することから Ca^{2+} チャネル依存性の組織がリエントリー回路の素地となっていることが考えられる．Anderson らは房室結節に近似した組織が房室弁輪部に認

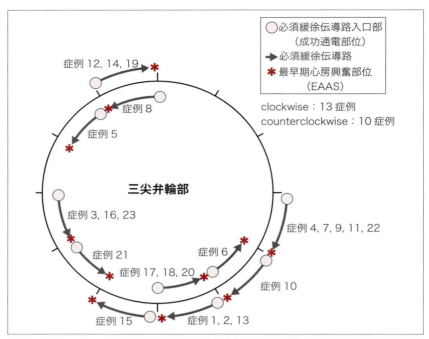

図 9. アデノシン感受性房室弁輪部起源心房頻拍 23 症例における最早期心房興奮部位，成功通電部位，エントレインメントペーシングが認められた部位の位置関係

［Yamabe H, et al. Am J Cardiol. 2014; **113**: 1822-1828 を改変して引用］

められることを報告している[9]．McGuire らも房室弁輪部にはアデノシンに感受性を有する房室結節に近似した組織が存在することを報告しており[10]，これらの組織がアデノシン感受性房室弁輪部起源心房頻拍の解剖学的素地となっていることが考えられた．

アデノシン感受性房室結節近傍起源心房頻拍と結節近傍以外の房室弁輪部起源心房頻拍の差異について

これら 2 つの頻拍の電気生理学的性質について比較検討を行った結果，両者は非常に近似した性質を有することが明らかであった[11]．すなわち，ともにアデノシン，ベラパミルに感受性を有し，巣状興奮伝播パターンを呈する頻拍である．また，頻拍周期も近似しており，ともにリエントリーを機序として成立し，頻拍中の excitable gap にも差がないことが示されている[11]．またリエントリー回路の大きさを示す，最早期心房興奮部位から成功通電部位である必須緩徐伝導路の入口部までの距離は，房室結節近傍起源心房頻拍が 10.1±2.8 mm であり，結節近傍以外の房室弁輪部起源心房頻拍の距離（10.4±2.4 mm）と近似している．これらの結果から，両者はともに房室結節近傍のみならず房室弁輪部に同じ機序で存在する 1 つの疾患単位であることが推察される．

文　献

1) Iesaka Y, et al. J Cardiovasc Electrophysiol. 1997; **8**: 854-864
2) Frey B, et al. J Am Coll Cardiol. 2001; **38**: 394-400
3) Ouyang F, et al: J Am Coll Cardiol. 2006; **48**: 122-131
4) Yamabe H, et al. Circ Arrhythm Electrophysiol. 2010; **3**: 54-62
5) Yamabe H, et al. Heart Rhythm. 2012; **9**: 1475-1483
6) Matsuoka K, et al. Pacing Clin Electrophysiol. 2002; **25**: 440-445
7) Iwai S, et al. Circulation. 2002; **106**: 2793-2799
8) Yamabe H, et al. Am J Cardiol. 2014; **113**: 1822-1828
9) Anderson RH, et al. Eur J Cardiol. 1974; **2**: 219-230
10) McGuire MA, et al. Circulation. 1996; **94**: 571-577
11) Yamabe H, et al. Am J Cardiol 2005; **95**: 1425-1430

5 | 心房粗動：分類・鑑別の考え方

- 心房粗動の心電図はⅡ・Ⅲ・aVF誘導で陰性鋸歯状を示す通常型が多い.
- 通常型は，解剖学的峡部（三尖弁輪 – 下大静脈間）が関与する.
- 通常型は，興奮が三尖弁輪上を反時計回転する counterclockwise typical flutter と同義.
- 非通常型には clockwise typical flutter と解剖学的峡部が関与しない 2 種類ある.
- 心房細動や心房頻拍との鑑別が心電図のみでは困難なこともまれにある.

心房粗動の臨床的意義

　　心房粗動（atrial flutter：AFL）は，心房頻拍と心房細動の中間に位置する不整脈で，最新のフラミンガム研究[1] では，その発生には喫煙（OR 2.84，95％CI 1.54-5.23），PR 延長（OR 1.28，95％CI 1.03-1.60），心筋梗塞（OR 2.25，95％CI 1.05-4.80），心不全（OR 5.22，95％CI 1.26-21.64）が関連している．また，年齢と性を補正すると，心房細動の発生（HR 5.01，95％CI 3.14-7.99），心筋梗塞（HR 3.05，95％CI 1.42-6.59），心不全（HR 4.14，95％CI 1.90-8.99），脳卒中（HR 2.17，95％CI 1.13-4.17），死亡（HR 2.00, 95％CI 1.44-2.79）に関与している重要な上室性頻脈性不整脈である.

心房粗動の定義と分類

　　1970 年，Puech と Grolleau[2] は心電図波形に基づいて心房粗動を分類し，心電図下壁誘導Ⅱ・Ⅲ・aVF にて陰性の二相性波形（鋸歯状パターン）を示し，V1 誘導で陽性 P 波を示すものを最も一般的なタイプとして "通常型"（**図 1**）と呼称した．他の波形（**図 1**）は "atypical" あるいは "rare" と定義した．他の心房粗動の分類としては，心房レート，電位の安定性，形，エントレインメントが可能かどうかで鑑別する Wells の分類（**表 1**）[3, 4] がある．この分類での通常型（タイプ I 型 A）は，心房レートが 240 拍 / 分以上で規則正しく興奮し，心電図Ⅱ・Ⅲ・aVF 誘導は鋸歯状波（F 波）を示し，FF 間隔に等電位を欠き，多くは 2:1〜4:1 房室伝導を示すものと定義された.

　　近年，心房粗動が高周波アブレーションにて根治治療が可能となってくると，焼灼部位・方法の観点からの定義・分類が行われるようになった[5]．つまり，心房粗動のリエン

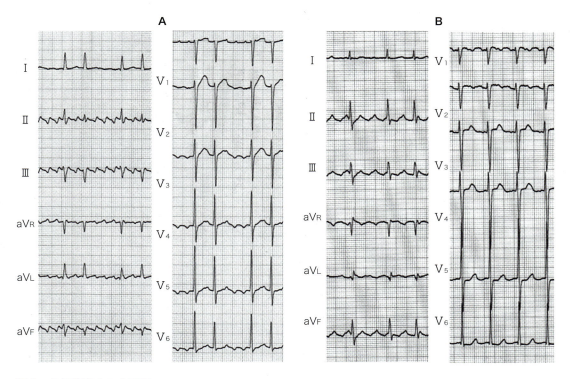

図1. 心房粗動中の心電図
A：通常型心房粗動，B：非通常型心房粗動

表1. Wellsの分類

1) **タイプⅠ型**：240～350拍/分の心房興奮速度で，心房ペーシングによりエントレインされるか停止に至るもの．下壁誘導にてF波形からさらに2つのタイプに分けられる． 　A型：通常型（定型的），F波が陰性なもの． 　B型：非通常型（非定型的），F波が陽性なもの． 2) **タイプⅡ型**：タイプⅠ型よりも早い心房レート（350～450拍/分）で，心房ペーシングの影響を受けにくいもの

［清水昭彦：心房粗動の心電上の特徴とその分類は？ 不整脈診療クリニカルクエスチョン200，平尾見三（編），診断と治療社，東京，p55-60，2015より作成］

表2. リエントリー回路と解剖学峡部に基づいた分類

1. typical atrial flutter 　　a. counterclockwise reentry 　　b. clockwise reentry 2. atypical atrial flutter

［Lesh MD, et al: J Cardiovasc Electrophysiol. 1996; 7: 460-466 より引用］

トリー回路の存在部位と解剖学的関係から分類されるようになった（**表2**）[4,5]．この分類では，三尖弁－下大静脈間（解剖学的峡部）をリエントリー回路に含む粗動を"typical type"，回路に含まない粗動を"atypical type"とした．typical type はさらに，リエント

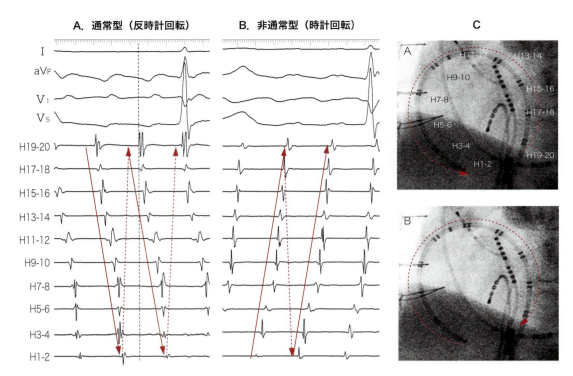

図2. 電気生理検査中の心房粗動の体表面心電図（AB 上段），心腔内心電図（AB 下段）および電極カテーテルの配置（C）
A：通常型心房粗動，**B**：非通常型心房粗動
C：左前斜位（LAO）からのカテーテルの位置と想定される興奮回旋のスキーマ．上段：通常型心房粗動 typical AFL CCW タイプ中のリエントリー回旋，下段：非通常型心房粗動 typical AFL CW タイプ中のリエントリー回旋

リー回旋方向が三尖弁輪を足部から見て反時計回転（counterclockwise typical flutter type：CCW）と時計回転［clockwise typical flutter type（CW）または reverse typical flutter type］のものに分類された．

典型的な通常型心房粗動の心電図

　このタイプの心房粗動の心電図波形の成因は，三尖弁輪周囲を同時マッピング可能なリングマッピングカテーテル（Halo カテーテル）を用いて，心房粗動中の電位興奮様式を見れば理解しやすい．通常型では三尖弁輪上を反時計回転に興奮が回旋しているが，三尖弁－下大静脈間の解剖学的峡部を通過中は他の部位より伝導速度が遅延する[6]．その後，解剖学的峡部を越えると一気に右房，左房に興奮が伝播されるので，下方より上方に興奮伝播され，Ⅱ・Ⅲ・aV_F 誘導にて陰性鋸歯状波の F 波を示す（**図2**）．その後，興奮は右房内上部でUターンして，右房外側を緩やかに上方から下方へ移動するので，Ⅱ・Ⅲ・aV_F 誘導で F 波は陽性波を形成した後，緩やかな下行脚を示す．同時に胸部誘導 V_1 では明瞭な陽性 P 波を認める（**図2**）．通常型心房粗動では，心房のいずれかの部位が常に興

奮しているので，心房波（FF）間には明らかな等電位線を認めない．この心房粗動は解剖学的峡部をリエントリー回路に含み三尖弁輪を反時計回転している "typical AFL CCW type" と同じものである．しかし，通常型のF波形は冠動脈洞入口部からのペーシング中の体表面心電図と類似するので，通常型心房粗動波形を示す心房粗動が "typical AFL" であることを保証するものではない[7]．

通常型と非通常型心房粗動の心電図上の鑑別はどうするか

一般的には "通常型" 以外の波形を呈した心房粗動を "非通常型" としているので，両者の鑑別は容易と考えられる．しかし，非通常型には三尖弁輪を時計回転するものと解剖学的峡部をリエントリー回路に含まないタイプの2種類を示すので，話は少し複雑となる．

多くの非通常型と呼ばれる三尖弁輪上を時計回転するタイプでは，通常型心房粗動の興奮経路を逆回転に興奮している（**図2**）ので，心電図II・III・aVF誘導のF波は陽性を示すと通常説明される．しかし，実際の波形を見ると通常型と同じように解剖学的峡部を通過して右室自由壁を上行する部位を開始とするので，心電図II・III・aVF誘導では下から上行への興奮となり，通常型同様に陰性波形から陽性波形となってしまう．通常型心房粗動でもF波の下行脚の急峻部分が明らかではない場合もあり，心電図II・III・aVF誘導のF波を陰性波，陽性波としてリエントリーの回旋方向をCCWとCWと鑑別するのは難しい場合がある[8]．この場合，胸部誘導を参考にすると良い．通常型心房粗動では，V$_1$誘導ではfocal pattern様の陽性波を示す，他の部分の波形も緩やかで等電位線のように見える．また，V$_6$誘導では陰性となる（**図2**）．一方，三尖弁輪上を時計回転するリエントリーによる非通常型（typical AFL CW type）ではV$_1$誘導で陰性波，V$_6$誘導で陽性波を示す．胸部誘導が他の波形を示すものは "解剖学的峡部をリエントリー回路に含まない" 非通常型心房粗動（atypical AFL）と考えられる．

非通常型心房粗動の機序

三尖弁輪上を回旋しない心房粗動，いわゆるatypical typeの心房粗動の機序としては，心房頻拍[9]と同様に自動能亢進，リエントリー（ミクロリエントリー，マクロリエントリー）によるものが考えられる（**図3**）．部位も右房のみではなく，左房あるいは中隔などもある．focal typeでは，心室頻拍同様にP波波形よりその局在をある程度推定可能で，心電図II・III・aVF誘導では上下，胸部誘導では左右方向の起源を知ることができる．右房は右前胸部の体表面領域に反映，左房は左前胸部から背部にかけた領域でP波が反映される[8]．右房起源では興奮は左方に向かい，左房起源では右方に向かう．右房起源では，胸部誘導P波がV$_1$からV$_6$誘導に向かうにつれて次第に大きく陽性波となり，左房起源ではV$_6$～V$_1$誘導に向かうにつれてP波が小さくあるいは陰性波になる[8]．

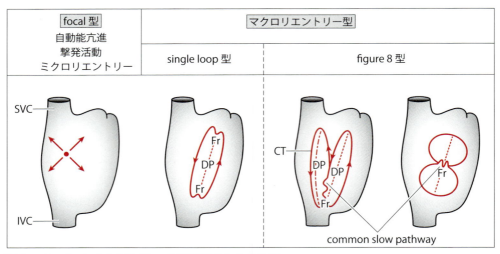

図3. atypical atrial flutter の治療概念からの分類
------：切開線，または機能的ブロック［double potentials (DP) が記録，両端は fragmented atrial activity (Fr) が記録］
-----：分界稜（functional or organic block）［double potentials (DP) が記録］
SVC：上大静脈，IVC：下大静脈，CT：分界稜（crista terminalis），DP：double potentials，Fr：fragmented atrial activity
［清水昭彦：心房頻拍．新・心臓病診療プラクティス 13，不整脈を診る・治す，青沼和隆ほか（編），文光堂，東京，p127-137, 2009 より作成］

心房粗動中の房室伝導

　心房粗動中の心室への伝導は心房粗動の偶数の整数倍比（2:1, 4:1）となることが多いが，あくまでも房室伝導に依存するため心室興奮（RR）間隔が不規則となる場合もある．心室への伝導が良好となり 1:1 房室伝導になったとき（**図4**）には，QRS 幅も延長することがあり，この場合は心室頻拍との鑑別が必要となってくる．1:1 伝導の心房粗動は通常でも運動時などに起こることがあるが，臨床現場では 2:1 伝導の心房粗動に対して停止目的に Na^+ チャネル遮断薬を用いたために粗動 FF 間隔が延長して 1:1 房室伝導が可能となり，房室伝導が 2:1 から 1:1 に移行することが多い[4]．心房粗動中の房室伝導が 1:1 伝導に移行した直後では，一気に血圧低下をきたすことが多く，十分注意して抗不整脈薬を使用する必要がある．

心房細動との鑑別のヒント

　心房興奮頻度と F 波の規則性の有無で容易に心房細動との鑑別は可能である．細動中の房室伝導が良好なために心房波形が不明瞭になる場合を除いて，鑑別診断に困ることはない．しかし，最近 "reverse typical AFL（typical AFL CW type）" の中には上大静脈起源の心房細動との鑑別が必要となる症例があることが報告された[10]．報告によると，上大静脈起源の心房細動の 21% に AFL 類似の心電図を呈する症例が存在する．上大静脈で

5. 心房粗動：分類・鑑別の考え方

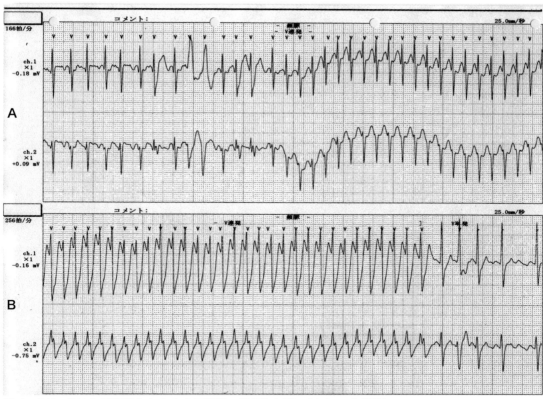

図 4. 2:1～3:1 心房粗動から 1:1 心房粗動へ移行した際の Holter 心電図
A：2:1～3:1 心房粗動は中央から 1:1 心房粗動へ移行した．
B：1:1 心房粗動中，QRS 幅が変行伝導のため幅広くなり心室頻拍様に見えるようになった．その後，再び 2:1～3:1 心房粗動へ戻った．

の低電位領域が広い人に多く，63％の症例に CCW type の typical AFL に類似した V_1 誘導における陰性波あるいは二相性 P 波を認める．しかし，これらの症例では aVL 誘導にて陰性 F 波を示すので，reverse typical AFL と鑑別可能と報告されている．

心房頻拍との鑑別のヒント

　心房頻拍は，洞調律時と異なる P 波形を有し，100 拍／分以上～200 拍／分前後（ときに 200 拍／以上のこともある）の心房興奮を認める上室頻拍と定義される．2:1 心房粗動の場合，心電図上で心房頻拍や発作性上室頻拍との鑑別が容易でない場合もあるが，この場合は Ca 拮抗薬などの房室伝導を抑制する薬剤を投与することで鑑別が可能となる（図5）．
　心房頻拍が異所性異常自動能によるものであれば，心房の限局した領域から興奮が発生する focal type となるため，興奮ベクトルは P 波初期から末期まで同一方向をとり，多くの誘導で P 波は一相性でかつ等電位を有する陰性あるいは陽性 P 波となる．一方，マクロリエントリータイプでは興奮が旋回して元に戻るので，興奮ベクトルは大きく変化し

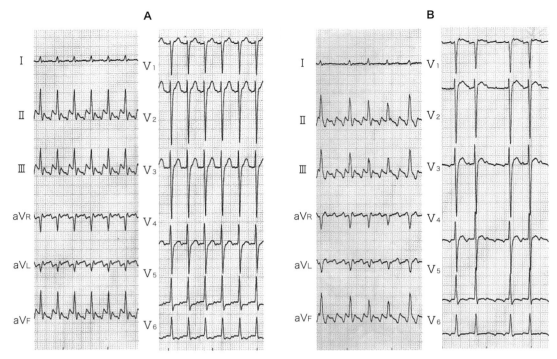

図5. 心房粗動と心房頻拍の鑑別にベラパミル静注が有効であった症例
A：心拍数160拍/分前後の上室頻拍だが，心電図波形からのみでは粗動波形は明らかではない．
B：同症例にベラパミル静注後，房室伝導が低下して鋸歯状の粗動波が明らかとなり，静注前の頻拍が2:1通常型心房粗動と診断可能となった．

て，1周期の間にまったく逆を向く場合もあり，心房波は二相性，ときには三相性となるので，体表面心電図から回路を推定することには限界がある[7]．特に，三尖弁輪上を回旋していない非通常型心房粗動（atypical AFL）は，機序的には心房頻拍と同じものが想定されるので，心房頻拍との鑑別が問題となってくる．心電図では心房レートによって両者を分類するしかないが，心房粗動にⅠ群抗不整脈薬を投与すると心房粗動周期が遅くなり，240拍/分以下になることはよくある．この場合の診断は，心房粗動と診断すべきか心房頻拍と診断すべきか問題となり，"心房リエントリー性頻拍"と機序からの呼称をする研究者もいる．しかし，"心房リエントリー性頻拍"の診断は臨床電気生理検査を行って初めて診断可能となるので，筆者は心電図上は原則心房レートで両者を区別すべきと思う．心電図上での鑑別ができない場合の頻拍に対しては，共通の認識を持てれば，心電図上の診断としては"非通常型心房粗動"，"atypical AFL"，"心房頻拍"のいずれでも良いと思っている．

文　献

1) Rahman F, et al. Heart Rhythm. 2016; **13**: 233-240
2) Puech P, et al. Arch Mal Cœur Vaiss. 1970; **63**: 116-144
3) Wells JL, et al. Circulation. 1979; **60**: 665-673

4) 清水昭彦：心房粗動の心電上の特徴とその分類は？ 不整脈診療クリニカルクエスチョン 200，平尾見三（編），診断と治療社，東京，p55-60，2015

5) Lesh MD, et al: J Cardiovasc Electrophysiol. 1996; **7**: 460-466

6) Sawa A, et al. Circ J. 2008; **72**: 384-391

7) Bun SS, et al. Eur Heart J. 2015; **36**: 2356-2363

8) 鎌倉史郎：心房頻拍と心房粗動の見分け方—機序と起源の診断—．心電図検査のコツと落とし穴，小川　聡（編），中山書店，東京，p52-53，2003

9) 清水昭彦：心房頻拍．超・EPS・入門，村川裕二ほか（編），南江堂，東京，p110-116，2016

10) Huang HK, et al. Pacing Clin Electrophysiol. 2017; **40**: 754-761

6 房室結節リエントリー性頻拍：逆行性 P 波は常に陰性か？

- ヒトの房室結節リエントリー性頻拍（AVNRT）の逆行性 P 波は常に陰性とされるが，イヌでは陽性 P 波も示されている．
- 右房峡部伝導障害を有する AVNRT の P 波は，陰性 / 陽性の二相性で陽性 P 波のように見える．
- 上室頻拍の陽性 P 波は AVNRT を否定する所見とされるが，必ずしも正しくない．

　本項において『房室結節リエントリー性頻拍（atrioventricular nodal reentrant tachycardia：AVNRT）の "逆行性 P 波" は常に陰性か？』という一点について専ら論ずる．特に，「上室頻拍の陽性 P 波は AVNRT を否定する」とされてきたが，必ずしも正しくないことを以下に提示する．

　AVNRT に関する一般的な解説については，他の成書[1-7]を参照されたい．

陰性 P 波以外の極性を示すケースはあるか？

　一般に，ヒトの AVNRT では，頻拍時の逆行性 P 波はすべて陰性である[2]．他方，イヌなどの動物実験で，房室結節を逆伝導する逆行性 P 波の形態を検討すると，"陽性の逆行性 P 波" がしばしば見られる[8,9]．逆行性 P 波の形態はヒトとイヌとで異なるが，その機序については明らかではない．

　また，ヒトにおいて，"陰性 P 波" 以外の極性を示す AVNRT が実際に存在するか否かについては，十分に検討されていない．過去の文献を見ると，"陰性 P 波" 以外の極性（陽性 P 波または陰性 / 陽性の二相性 P 波など）を示した AVNRT の報告はほとんどなく，多数の AVNRT を対象とした系統的検討などもない．

　「陰性 P 波以外の極性を示す AVNRT が存在するのか」という点をより詳細に検討するために，過去の AVNRT の心電図・電気生理検査の記録を見直し，心電図学的・電気生理学的検討を行った．

陰性 P 波以外の極性を示す AVNRT の電気生理学

　以下に，筆者らが過去に経験した「陰性 P 波以外の極性を示す AVNRT」のまれな 3 症

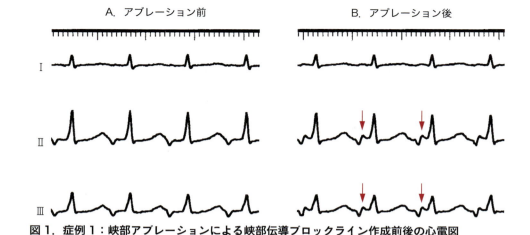
図1．症例1：峡部アブレーションによる峡部伝導ブロックライン作成前後の心電図

例を提示し，電気生理学的考察を加える．なお，症例3の臨床診断はWPW症候群であったが，副伝導路のアブレーション後に房室結節経由の逆伝導が見られた症例である．心室ペーシングにて逆伝導性の陽性P波の出現が見られたため，今回の検討に加えた．

1．症例1：二相性P波を示した症例

症例は70歳代，男性．電気生理検査時に2種類の上室頻拍（AVNRTと心房粗細動）が誘発された．

本例ではまず心房粗細動の治療を目的として，峡部アブレーションによる峡部伝導ブロックラインの作成を試みた．この際，峡部ブロックラインの形成がやや困難で，複数回の高周波通電が必要であった．

峡部ブロック後も当然のことながらAVNRTは誘発されたが，誘発されたAVNRTにおいて逆行性P波の波形変化が見られた．**図1-A**は峡部アブレーション前に誘発されたfast-slow型AVNRT，**図1-B**は峡部アブレーション後に誘発された同じAVNRTを示す．

10回目の通電により完全ブロックラインが完成した．**図2**に10回目の成功通電の際の心電図記録を示す．600 msec周期にてCS（coronary sinus，冠状静脈洞）より心房ペーシングを行いながら高周波通電を行った．4拍目の心拍（**図2**＊印）にて峡部伝導ブロックラインの形成が完成した．第1〜3心拍は陰性P波を示しているが，4拍目以降の心拍では二相性P波（陰性／陽性）となった．

図3に峡部伝導ブロック完成前と完成後の心内心電図記録を示す（ともにfast-slow型AVNRT中の記録である）．右房内の伝導パターンの変化を詳細に検討するため，三尖弁輪周囲にRA20極電極カテーテルを輪状に配置した（図には示さない）．

高周波通電前に誘発されたAVNRTの心内心電図記録を示す（**図3-A**）．AVNRTの回路より発したインパルスは，三尖弁輪周囲を時計回転方向（RA3-4 → RA13-14方向）と反時計回転方向（RA19-20 → RA13-14方向）の2方向に伝導した後，RA13-14記録部位にて衝突し，消滅していると考えられる．

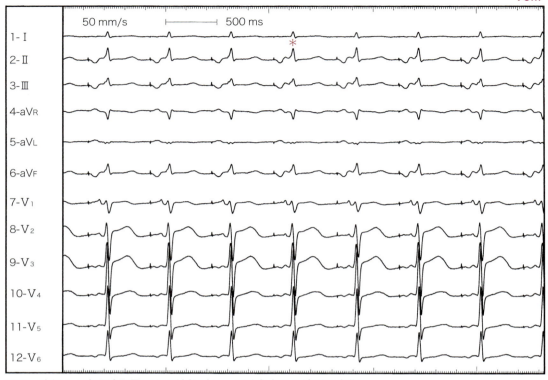

図2. 症例1：高周波通電による峡部ブロック形成時のP波形の変化

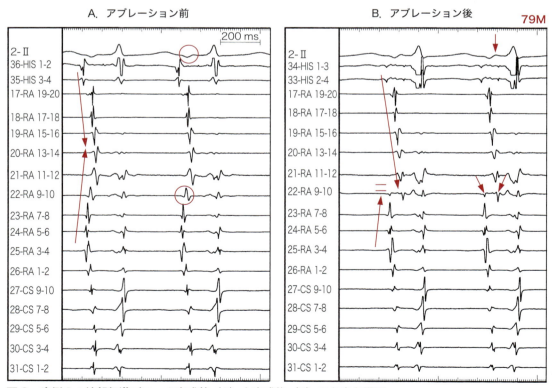

図3. 症例1：峡部伝導ブロック完成前（A）と完成後（B）の心内心電図

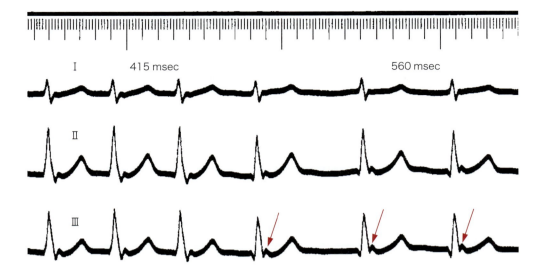

図4. 症例2：短い周期（415 msec）から長い周期（560 msec）のAVNRTへ変化した際の記録

　高周波通電後に誘発されたAVNRTの心内心電図記録を示す（**図3-B**）．AVNRTの回路より発したインパルスは，三尖弁輪周囲を時計回転方向（RA3-4 → RA9-10方向）と反時計回転方向（RA19-20 → RA9-10方向）の2方向に伝導した後，RA9-10部位（＝右房峡部の伝導ブロックライン部位）にて衝突し，消滅していると考えられる．峡部伝導ブロックのため，RA9-10部位に二峰性電位（**図3-B**の2つの矢印）が出現している．

【まとめ】

　右房峡部の伝導ブロックラインの形成により心房内伝導様式が変化したため，陰性P波の後半部分に陽性成分が出現し，その結果，二相性P波（陰性／陽性）になった可能性が考えられた．本症例で見られたP波形の変化は「峡部ブロックを有さない症例のAVNRTのP波は陰性，峡部ブロックを有する症例のAVNRTのP波は二相性［陰性／陽性］を呈する」という電気生理学的機序を示唆するものと考えられた．

2．症例2：偽性陽性P波を示した症例

　ヒトのAVNRTの逆行性P波は，ほとんどすべてが陰性である[2]．このため下壁誘導にてQRS波の直後に"陽性P波"を認めるときは，AVNRT機序は否定的と考えられてきた．しかるに，slow-fast型AVNRTのP波が二相性（陰性／陽性）の場合には，P波の前半陰性成分がQRS波の中に隠される一方，P波の後半陽性成分のみがQRS波の直後に出現するような心電図所見を呈することがありうるだろう．筆者らは，このような"陽性P波"（仮に，"偽性陽性P波"と呼ぶ）と考えられるslow-fast型AVNRTの1例を経験した．"偽性陽性P波"を呈するAVNRT[10,11]はいまだ十分には知られていないので，その所見を提示する．

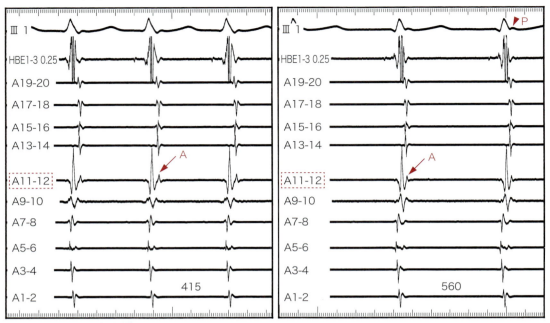

図5. 症例2：異なる周期［415 msec（A）と 560 msec（B）］の slow-fast 型 AVNRT の心内心電図記録

①異なる周期（415 msec と 560 msec）の slow-fast 型 AVNRT

　症例は60歳代，男性．認められた頻拍は2種類あり，ともに slow-fast 型 AVNRT であった．**図4**は短い周期（415 msec）から長い周期（560 msec）の AVNRT へ変化した際の記録である．後者の頻拍はⅡ・Ⅲ誘導において，QRS 波の直後に明瞭な"陽性 P 波"を伴っている（**図4**の矢印）．

　周期 415 msec を示す前半3拍の QRS 波は，明瞭な陽性 P 波ではなく，QRS 波の終末部分に"qR 型"の二相性 P 波（陰性／陽性）を伴っているように見える（**図4**，**図5**）．

②異なる周期（415 msec と 560 msec）の slow-fast 型 AVNRT の心内心電図記録

　両頻拍ともに，心房波と心室波が重なる典型的な slow-fast 型 AVNRT である（**図5**）．A11-12 電位図にて V 波 -A 波の間隔を見ると，周期 560 msec の頻拍（**図5**右図）では A 波の出現タイミングがより早期であることが診断される．すなわち，この A 波の早期出現に伴って，Ⅲ誘導の二相性 P 波（陰性／陽性）も早期の時相に移動した可能性が考えられる．

　この結果，二相性 P 波の前半陰性成分が QRS 波形の中に隠蔽される一方，P 波の後半陽性成分のみが QRS 波の直後のタイミングに残された場合，"陽性 P 波"を伴う slow-fast 型 AVNRT という心電図所見が起こりうる．

③心室ペーシング時に見られた二相性（陰性／陽性）P 波

　600 msec 周期の心室ペーシング時の心電図記録では，逆伝導性 P 波は明瞭な二相性（陰性／陽性）を呈している（**図6**）．AVNRT 時の逆伝導性 P 波においても，二相性の P 波の出現が強く示唆される．

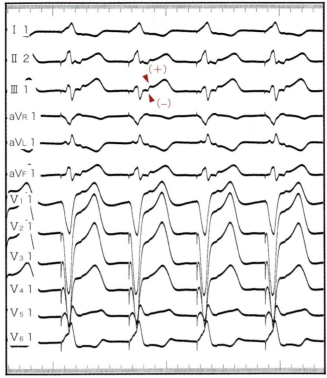

図6. 症例2：心室ペーシング時に見られた二相性（陰性/陽性）P波（ペーシング周期600 msec）

④右房・左房ペーシング後の右房峡部の伝導ブロック

20極電極（A1-20電極）カテーテルを用いて右房自由壁と下位右房峡部の伝導性を検討した．右房ペーシング（LLRAペーシング）ならびに左房ペーシング（CSペーシング）を行うと，右房峡部の伝導ブロックの存在が確認された（図7）．本例では，右房峡部に対する高周波通電を行っていないので，極めてまれなことではあるが，峡部の伝導ブロックは自然発生的に存在していたと考えられる．

峡部の伝導ブロック所見と，逆伝導性P波が二相性（陰性/陽性）を呈することとの間には，何らかの関連性があるのかもしれない．この点に関して，症例1では峡部伝導ブロックラインを作成した後に二相性P波（陰性/陽性）の出現が見られている．

【まとめ】

下壁誘導にて"偽性陽性P波"[10,11]が出現するまれなタイプのslow-fast型AVNRTの1例を報告した．本症例で見られた"偽性陽性P波"の形成機転は，以下のように説明されると推定した．すなわち，slow-fast型AVNRTの逆伝導性P波が二相性（陰性/陽性）である場合には，二相性P波の前半陰性成分がQRS波形の中に隠蔽される一方，P波の後半陽性成分のみがQRS波の直後のタイミングで残された場合，"偽性陽性P波"を伴うslow-fast型AVNRTという心電図所見が起こりうるだろうと推定した．

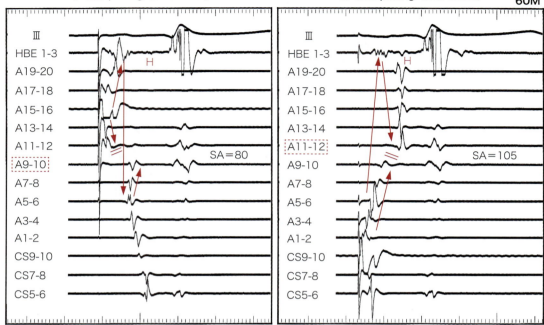

図7. 症例2：右房・左房ペーシング時の右房峡部の伝導ブロック所見

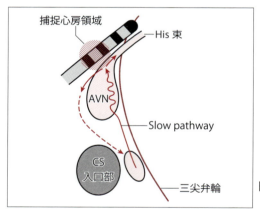

図8. 症例3：His束電極カテーテルを用いた下位右房ペーシングによるP波形成の模式図

3．症例3：副伝導路のアブレーション後に房室結節経由の逆伝導P波が見られた症例

　　症例は20歳代，男性．臨床診断はWPW症候群であったが，副伝導路のアブレーション後に房室結節経由の逆伝導が見られたため検討を行った．心室ペーシングにより"逆伝導性の陽性P波"の出現が見られたため，今回の検討に加えた．

　　房室結節領域においたHis束カテーテルの近位電極より心房ペーシングを行い（**図8**），P波の極性を見た．通常，房室結節逆伝導時の最早期心房興奮部位は，His束心電図記録の低位中隔右房であるので，His束カテーテルを用いた低位右房ペーシングにより形成されるP波が，房室結節経由の逆伝導性P波に類似することを推定した．

　　ペーシングによるP波は，II・III・aVF誘導にて陽性P波を呈している（**図9矢印**）．

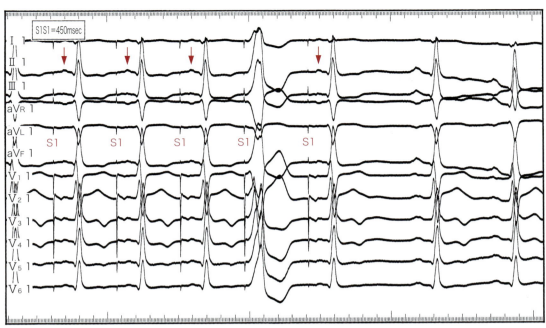

図9. 症例3：His束電極カテーテルを用いた右房ペーシングによる陽性P波（↓）

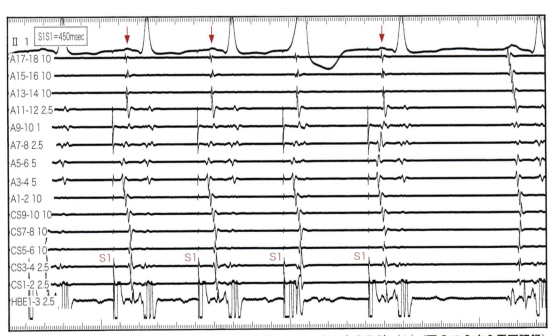

図10. 症例3：His束電極カテーテルを用いた右房ペーシングによるP波（↓）（図9の心内心電図記録）

　これらの陽性P波は洞調律のP波よりもやや低電位となっている．4番目のインパルスは心房筋と心室筋を同時捕捉し，幅広のQRS波形を形成している．

　心房ペーシング刺激による最早期心房捕捉はHBEカテーテル記録部位（図10中HBE1-3電極部位）と考えられる．

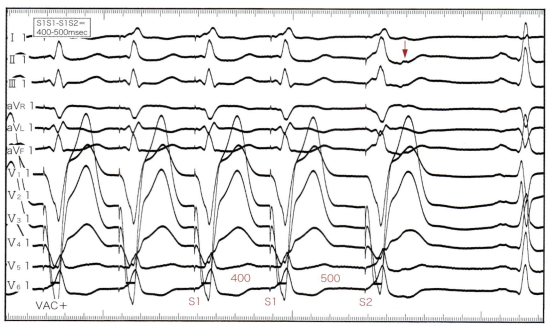

図 11. 症例 3：心室期外刺激法（S1S1＝400 msec, S1S2＝500 msec）
右室刺激 S2 に由来するインパルスにより陽性 P 波（↓）が出現.

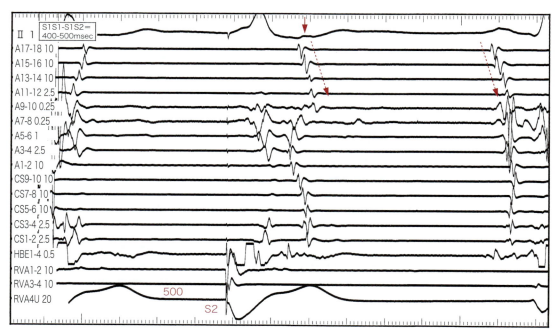

図 12. 症例 3：心室期外刺激法時の心内心電図記録
右室刺激 S2 に由来するインパルスにより陽性 P 波（↓）が出現.

　　　心室期外刺激法を示す（**図 11**，**図 12**）．心室基本周期は 400 msec，S1S2 間隔は 500 msec で，基本周期では心房心室同時ペーシング法を行っている．心室からの逆伝導性インパルス S2 により形成された心房波の形態を見ると，**図 10** と同様の陽性 P 波（Ⅱ

誘導）が見られている（**図11**，**図12**）.

　図12にペーシングの際の心内心電図記録を示す.Ⅱ誘導記録の下向き矢印は房室結節逆伝導による陽性P波を示し，その際の高位右房領域における心房興奮順序が，「高位右房（A17-18）から低位右房（A9-10）へ向かって伝導している」ことを示している.このような心房興奮順序が陽性P波の形成に関わっていることが推定される.

【まとめ】

　本例は副伝導路のアブレーション後に房室結節経由の室房伝導が見られたため"peri-compact node atrial pacing"（**図8**）などの検討を行った1例である.ペースメーカを植込んだ洞徐脈症例でも"逆伝導性の陽性P波"がありうることを示唆する所見と考えられた.

　以上，本項ではAVNRTに関して「陰性P波以外の極性を示すAVNRTは存在するのか?」という疑問を検討した.この点に関して過去に経験した症例を見直したところ，「陰性P波以外の極性を示すAVNRTが，まれではあるが存在する」という結果を得た.

　さらには，症例1と症例2は明瞭な二相性（陰性／陽性）の逆伝導性P波を示したが，ともに下位右房峡部に伝導ブロックを有する症例であった.したがって，房室結節経由の逆伝導性P波が二相性（陰性／陽性）を呈する症例では，下位右房峡部の伝導ブロックの有無の検討が望ましいと考えられた.

文　献

1）Josephson ME, et al: Circulation. 1976; **54**: 430-435
2）Akhtar M: PACE. 1981; **4**: 548-562
3）Josephson ME, et al: Cardiol Clin. 1990; **8**: 411-442
4）Josephson ME: Supraventricular tachycardias. Clinical Cardiac Electrophysiology. Techniques and Interpretations, 2nd ed, Josephson ME（ed）, Lea & Febiger, Philadelphia, p181-274, 1993
5）Jackman WM, et al: N Engl J Med. 1992; **327**: 313-318
6）Otomo K, et al: Atrioventricular nodal reentrant tachycardia: electrophysiological characteristics of four forms and implications for the reentrant circuit. Cardiac Electrophysiology: from cell to bedside. 3rd ed, Zipes DP, et al（eds）, Saunders, Philadelphia, 504-521, 1999
7）Nawata H, et al: J Am Coll Cardiol. 1998; **32**: 1731-1740
8）Waldo AL, et al: Circ Res. 1975; **37**: 156-163
9）Waldo AL, et al: Br Heart J. 1977; **39**: 634-640
10）Suzuki F, et al: Eur Heart J. 1996; **17**: 1604-605
11）芦川英信ほか：臨心臓電気生理.2001; **24**: 143-151

7 | 定型的な副伝導路と房室回帰性頻拍：WPW症候群と関連する不整脈

- デルタ波に症状を伴う不整脈があるか確認する.
- 突然死のリスク評価を怠らない.
- カテーテルアブレーションを考慮して副伝導路の局在を予測することも必要.

WPW症候群の昔と今

1930年にWolff, Parkinson, Whiteが11例のPR間隔の短縮した心電図を呈した脚ブロック患者の頻拍を報告したのがWPW症候群の始まりである[1].

1983年にJackman, Weberらが WPW症候群の副伝導路にアブレーションを行ったのがカテーテル治療の始まりであった. 以上から, WPW症候群の電気生理検査およびカテーテルアブレーションの歴史は他の不整脈に比べて長いが, いまだに少ないながらも一定の割合で遭遇する不整脈である. 1回のカテーテルアブレーションにおけるWPW症候群の根治率が高いことから, わが国では頻拍発作がなくても患者が希望する場合は, カテーテルアブレーションの適応になる (class IIa). 今も昔もWPW症候群に関する知識を持つことは重要である.

WPW症候群とはなにか

組織学的に見て, 胎児期の房室弁輪の線維組織における myocardial syncytium の再吸収がうまくいかなかった結果, 先天的に房室結節よりも伝導の速い組織, すなわち副伝導路 (accessory pathway：AP) が残ってしまった状態である.

WPW症候群と一言でまとめられているが, 問題となるのはWPW症候群に関係する不整脈が起こることである. 狭義のWPW症候群は, APの存在に加えて症状のある不整脈を伴う場合をいう. APの存在はあるものの症状のある不整脈が認められていない場合, WPW pattern として扱う.

WPW pattern の頻度は, 0.13〜0.25%といわれている[2]. また, WPW pattern を呈する心電図では13%の患者がデルタ波が間歇的に出現する[3]. WPW pattern を示す患者は, その心電図診断がついた年齢が重要であるともいわれている. 113例の報告では, 40歳未満でWPW patternと診断された場合, 1/3の患者は有症候性の不整脈をその後きたし

た．一方で，40歳以上でWPW patternと診断された場合，有症候性の不整脈は認められなかった[4]．しかし高齢のWPW pattern患者に心房細動が起きた場合，これがWPW症候群となるのか単独で生じた心房細動なのかは判別がつかない．

WPW patternの患者の1％/年の頻度で有症候性の不整脈を伴う狭義のWPW症候群とされる[5]．

WPW症候群と関連した不整脈とその頻度を把握しておくことは，比較的若年者の多い患者への治療方針の説明をする上で重要となる．

有症候性の不整脈をもつWPW症候群のうち80％が房室リエントリー性頻拍である．続いて15〜30％が心房細動，5％が心房粗動である．心臓突然死をきたす頻度は0.13％/年と低い[6]．

WPW症候群の心電図異常メカニズムは？

常に順伝導を示すAPの場合，心房の興奮がAPを介して心室へ伝わるためデルタ波が生じる（manifest AP）（**図1**）．

APを介した興奮は，心房筋と心室筋を直接興奮させるため，刺激伝導系を興奮が伝播するよりも時間が少しかかることから，QRS波の始まりはスロープを形成する．これがデルタ波である．

さらにQRS波形は，APを介した直接かつ早期の興奮が心室に届き，本来の心室が興奮する部位とは異なるところから興奮が始まることから，QRS幅は広くなる．さらにこの波形は，房室結節を経由した本来の伝導による心室の興奮と融合する．

一方，順伝導が認められないか分かりにくいAPもある．これには3つのことが考えられる．①弱いながらもときどき順伝導が出現する場合と，②順伝導がまったくなく逆伝導のみ存在する場合，③APが例えば房室結節と離れた左側にあり，心房波が房室結節まで到達する時間と遠く離れたAPまでの到達時間で房室結節までの到達時間が短い場合，APの順伝導を示唆するデルタ波は12誘導上でははっきりしない．電気生理検査を行うまでは，診断はつかないこともある．

APの伝導の特徴とその頻度は，60〜75％で両方向性の伝導を示し，17〜37％で心室から心房への逆伝導のみを示す（concealed AP）．まれだが5〜27％で心房から心室への一方向のみの伝導を示す．さらに複数のAPが存在するWPW症候群患者は13％と報告されている[7]．

診断へのヒント

WPW症候群の12誘導心電図における診断は，洞調律時のデルタ波すなわちPR間隔の短縮（0.12秒以下）とこれによるQRS幅の拡大の存在である．これが最も確実である．

ときに誘導によってはデルタ波が分かりにくい症例があることは前述した．この場合，診断を補足するのが，頻拍発作の存在やそれを示唆する症状である．

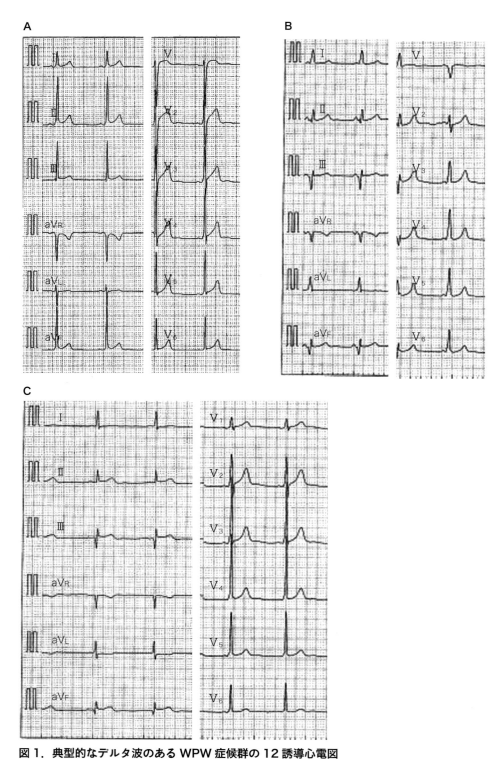

図 1. 典型的なデルタ波のある WPW 症候群の 12 誘導心電図
A：右側壁由来副伝導路，**B**：後中隔由来副伝導路，**C**：左後側壁由来副伝導路
いずれもカテーテルアブレーションの際，局在を確認した．

7. 定型的な副伝導路と房室回帰性頻拍：WPW 症候群と関連する不整脈

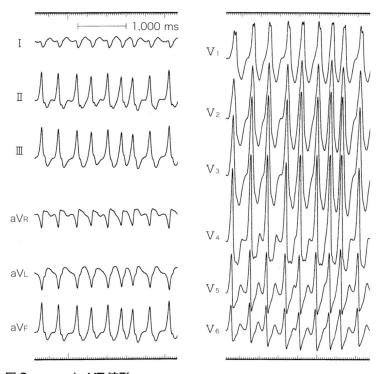

図 2. pseudo VT 波形
心房細動がもとにあるため，RR 間隔は不規則である．
［山内康照先生のご厚意により掲載］

1. pseudo VT に注意

　WPW 症候群に合併しやすい頻拍は，発作性上室頻拍［12 誘導心電図では発作性上室頻拍までとなるが，電気生理検査ではさらに房室結節リエントリー性頻拍（AVNRT）と房室リエントリー性頻拍（AVRT）が鑑別できる］，心房粗動，心房細動，さらに心房細動が AP を介して心室へ伝導した場合，いわゆる pseudo VT となって QRS 幅の広い不規則な頻拍を生じる（**図 2**）．この pseudo VT の伝導は，AP の伝導が良好であるほど心室の興奮頻度が増すため，180～200 拍 / 分以上の頻拍となると，規則的な心室頻拍に見えることもあり，注意が必要である．また，この pseudo VT において，さらに心室の興奮頻度が上がると心室細動をきたしうる．心室細動のみ心電図に捉えられた患者が搬送された場合，特に若年者であれば WPW 症候群を鑑別する必要はある．

2. AVRT を念頭に

　前述のように WPW 症候群に起こる不整脈で最も多いのは AVRT である．以前から WPW 症候群と健康診断でいわれていたり，疑われていたことがあれば，頻拍中の心電図の診断も容易である．AVRT は 12 誘導心電図から 2 種類に分けられる．orthodromic AVRT，antidromic AVRT である．orthodromic AVRT は，房室結節を順伝導し，AP を逆伝導する頻拍であり，WPW 症候群に関係するリエントリー性不整脈の 90～95 ％ を占め

る．房室結節を順伝導するため，脚ブロックがない場合，QRS 幅は狭い．心拍数は 150〜250 拍 / 分が多く，規則的である．通常は逆伝導した P 波は頻拍の RR 間隔の中に埋もれるが，誘導によっては陰性の P 波が見つけられる．普通は陰性 P 波の位置は QRS 波のすぐ後である．antidromic AVRT は房室結節を逆伝導し，AP を順伝導する頻拍であり，WPW 症候群に関係するリエントリー性不整脈の 10% 以下である．AP を順伝導するため，QRS 幅は広い．心拍数は orthodromic AVRT と同様 150〜250 拍 / 分が多く，規則的である．

普通は房室結節を逆伝導した陰性 P 波の位置は，房室結節の逆伝導が AP よりも遅いこともあり，次の QRS 波に近接するため short PR（long RP と同じ意味だが）になる．

antidromic AVRT は，頻拍の回路をなす AP と房室結節の距離に影響され，AP と房室結節の距離が 4 cm かそれ以上離れていると生じやすいとされている．以上から，antidromic AVRT は左側の AP が多く，頻拍中は左室が先に興奮するため，QRS 波形は右脚ブロックタイプとなることが多い．

比較的若年に起こる頻拍発作を疑う症状として突然起こり突然停止する動悸，めまい，失神や失神前症状，胸痛の経験があると WPW 症候群を疑うきっかけとなる．

非典型的な心電図

WPW 症候群を疑いながらも診断に迷う心電図は，「デルタ波がはっきりしない」という心電図である．循環器医以外の医師から相談を受けることもある．前述のように AP の局在によっては，ある誘導では isoelectric なパターンを示す PR もあるため，12 誘導のすべての誘導を見る必要がある．デルタ波が見つけやすい誘導が存在するものである．デルタ波を疑ったら，PR 間隔の短縮（0.12 秒以下）の確認をする．

また，Q 波を伴った陳旧性心筋梗塞を思わせる心電図にもなりうる．後中隔に AP があると Q 波が II・III・aVF 誘導に出現し，あたかも下壁陳旧性心筋梗塞を考えさせる心電図となる（図 3）．

治療へのヒント

WPW 症候群の治療として高い治療成績を上げ，治療の第一選択となっているのは，カテーテルアブレーションである．カテーテルアブレーション治療を見据え，AP の局在を知ることは，重要なこととなる．

AP の局在により，デルタ波の振れが異なる．まずは，AP の局在を示す部位の名称を示す（図 4）[8]．頻度は，50% が左側壁，続いて 30% が後中隔，10% が右前中隔，10% が右側壁である．

古典的な考えでは，まず V₁・V₂ 誘導で判断し，デルタ波の振れおよびそれに続く QRS 波形が R 型のものは左側 AP（A 型），rS 型のものは右側 AP（B 型），QS 型は中隔 AP（C 型）とした．これに加えて III・aVF 誘導のデルタ波が陽性のものは前壁の AP を考え，

7. 定型的な副伝導路と房室回帰性頻拍：WPW症候群と関連する不整脈

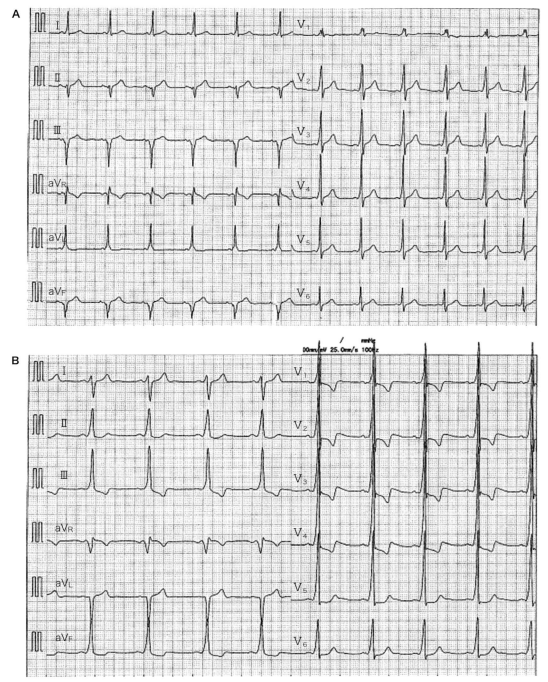

図3．異常Q波と混同しやすいデルタ波
A：下壁陳旧性心筋梗塞を疑うQ波あり（Ⅱ・Ⅲ・aVF誘導）．実際は後中隔副伝導路．
B：側壁陳旧性心筋梗塞を疑うQ波あり（aVL誘導）．実際は左側壁副伝導路．

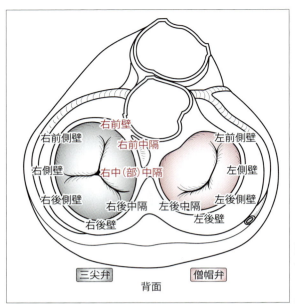

図 4. 副伝導路の局在を示す名称
合計 13 部位に分けられる．臨床では，やや混沌としているが，図中の名称を覚えておけば，臨床上困ることはない．

陰性のものは後壁の AP を考える．これにより大まかに左側・中隔・右側，前壁寄り，後壁寄りかあたりがつけられる．

　1995 年に Chiang ら[8]の報告した AP 局在の診断アルゴリズムは，正確性の上で他のアルゴリズムよりも勝っており，かつ AP の局在を同定する際に注目する誘導が少ない点からも臨床的に汎用性が高いと考える．デルタ波とそれに続く QRS 波形を見て局在の予測をつけるものとなっている（**図 5**，**図 6**）．実際の臨床では，このアルゴリズムすべてを記憶していることは難しく，また常に携帯していることもあまりない．Chiang らのアルゴリズムを大まかに捉えると，以下のようになる．目を向ける誘導は V_2＞Ⅲ＞V_1（必要なら aV_F）．

- V_2 誘導は，QRS 波が，R/S≧1 か否かを見る（デルタ波は見ない）．R/S≧1 ならば，AP は左側の可能性が高くなっていく．
- Ⅲ誘導は，デルタ波が positive かその他（negative, biphasic, isoelectric）かを判断する．positive となれば，AP は前壁か前側壁を疑う．
- V_1 誘導は（心臓をやや右前から見ているので），デルタ波が positive になれば，左側起源の AP．negative なら中中隔．それ以外（isoelectric, biphasic）なら右側起源の AP．
- V_1 誘導が isoelectric, biphasic のとき（この段階では右側起源にまで絞られている）aV_F 誘導で確認．デルタ波が positive なら右前側壁，biphasic なら右側壁，negative なら右後壁もしくは右後側壁．

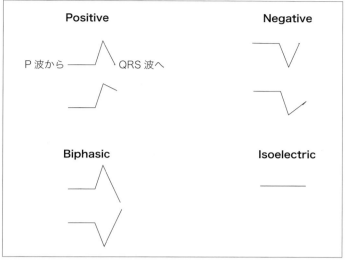

図 5. デルタ波の定義
文献 8 で提唱されているアルゴリズムを使用するにあたってのデルタ波の定義.
Positive：デルタ波は陽性に振れ，基線に戻るか，基線に戻る前に QRS 波に移行する.
Negative：デルタ波は陰性に振れ，基線に戻るか，基線に戻る前に QRS 波に移行する.
Biphasic：デルタ波は陽性または陰性に振れ，基線に戻るがさらに基線を越えて QRS 波に移行する.
Isoelectric：デルタ波は陽性にも陰性にも振れない.
[Chiang CE, et al. Am J Cardil. 1995; **76**: 40-46 より作成]

予後の予測

　予後は，基本的に良好である．デルタ波のある WPW 症候群のカテーテルアブレーションの根治率は 95％程度と高く，再発率は 5％．また合併症は 1〜2％である．WPW 症候群で問題となることは，心房から起きた不整脈，特に心房細動や心房粗動が，心室へと AP を介して心室に高頻度に興奮が伝わることで起こる心室細動である．これは突然死に繋がるため，心臓突然死 high risk の患者とそうでない患者の鑑別が必要である．議論の余地はあるとされているが，安静時 12 誘導心電図や心拍数の上がる運動負荷試験中にてデルタ波が消失または間歇的にしか出現しない場合は，心臓突然死のリスクは低いとされている．一方，心房細動がすでに外来の 12 誘導心電図で捉えられており，RR 間隔が短い場合は，high risk となりうる．電気生理検査にて AP の不応期が 250 msec 未満で誘発もしくは自然に心房細動が起こる患者は，心室細動のリスクが高くなるため，外来における 12 誘導心電図の心房細動中の RR 間隔が 220 msec 未満（電気生理検査の RR 間隔とは少し異なる）となった場合は，それが AP を順伝導であれば，心室細動のリスクを考慮する必要がある．電気生理検査の適応は，日本循環器学会が報告しているガイドラインに譲る[9]．その中で，症状を有する患者で，不整脈の機序や副伝導路および正常伝導路の電

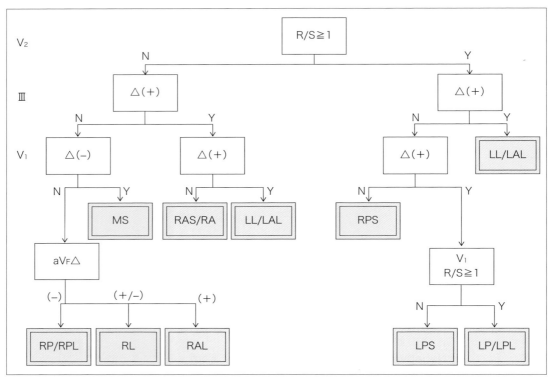

図6. 副伝導路局在を診断するアルゴリズム
＋：positive，－：negative，＋/－：biphasic または isoelectric，Y：yes，N：no
RAL：右前側壁，RL：右側壁，RPL：右後側壁，RP：右後壁，RA：右前壁，RAS：右前中隔，MS：（右）中（部）中隔，RPS：右後中隔，LPS：左後中隔，LP：左後壁，LAL：左前側壁，LL：左側壁，LPL：左後側壁

[Chiang CE, et al. Am J Cardil. 1995; **76**: 40-46 より作成]

気生理学的特性を知ることが適切な治療法の決定に役立つ場合は適応とされている．また，症状を有しない患者でも，心臓突然死の家族歴があるか，重篤な発作が多くの人命に関わる危険度の高い職業や生活環境にあり，副伝導路の電気生理学的特性や頻拍誘発性の有無を知ることがその後の生活設計や治療の決定に役立つと考えられる患者は適応となる．

文　献

1) Wolff L, et al. Ann Noninvasive Electrocardiol. 2006; **11**: 340-353
2) Pediatric and Congenital Electrophysiology Society (PACES), et al. Heart Rhythm. 2012; **9**: 1006-1024
3) Mah DY, et al. Pacing Clin Electrophysiol. 2013; **36**: 1117-1122
4) Munger TM, et al. Circulation. 1993; **87**: 866-873
5) Fitzsimmons PJ, et al. Am Heart J. 2001; **142**: 530-536
6) Obeyesekere MN, et al. Circulation. 2012; **125**: 2308-2315
7) Colavita PG, et al. Am J Cardiol. 1987; **59**: 601-606
8) Chiang CE, et al. Am J Cardiol. 1995; **76**: 40-46
9) 日本循環器学会：循環器病の診断と治療に関するガイドライン：臨床心臓電気生理検査に関するガイドライン（2011年改訂版）

8 非定型的な副伝導路頻拍：
心房 – 束枝間を中心に

・非定型的副伝導路は，心房 – 束枝間副伝導路（atriofascicular accessory pathway；約80%）と心房 – 心室間副伝導路（atrioventricular accessory pathway；約20%）で占められる．
・今日Mahaim線維束として使用が認められているものは，通常，順伝導性のみを有し，減衰伝導特性をもつ最も頻度の高い心房 – 束枝間副伝導路を指す．
・非定型的副伝導路は，洞調律中の早期興奮を疑う所見を認めないことがほとんどである．
・診断のヒントは，頻拍中の12誘導心電図が左脚ブロックパターンであること，I 誘導が大きいR波となり大きな興奮のベクトルが右から左へと進んでいることである．また，頻拍中はQRS幅≦150 msecとなることが多い．

非定型的副伝導路の昔と今

　　非定型的副伝導路は，臨床上遭遇する頻度が少ないが，薬剤治療抵抗性の例も比較的多い．様々なタイプの副伝導路を含んでおり，本疾患に関する正確な知識をもとに対処する必要性がある．1937年，MahaimとBenattが房室結節や束枝から派生し心室に接続している副伝導路を報告（faciculoventricular fibers）した[1]．その後，実際には頻度が少ないことが判明した．今日Mahaim線維束として使用が認められているものは，通常，順伝導性のみを有し，減衰伝導特性をもつ，最も頻度の高いatriofascicular accessory pathwayを指す．このatriofascicular accessory pathwayが非定型的副伝導路の約80%を占める．残りの約20%はatrioventricular accessory pathwayである．

　　以下に分類を示す（**図1**）．

A：（減衰伝導特性を示す）心房 – 束枝間副伝導路（decrementally conducting）atriofascicular accessory pathway
B：（減衰伝導特性を示す）心房 – 心室間副伝導路（decrementally conducting）atrioventricular accessory pathway
C：結節 – 心室間副伝導路 nodoventricular accessory pathway
D：結節 – 束枝間副伝導路 nodofascicular accessory pathway
E：束枝 – 心室間副伝導路 fasciculoventricular accessory pathway

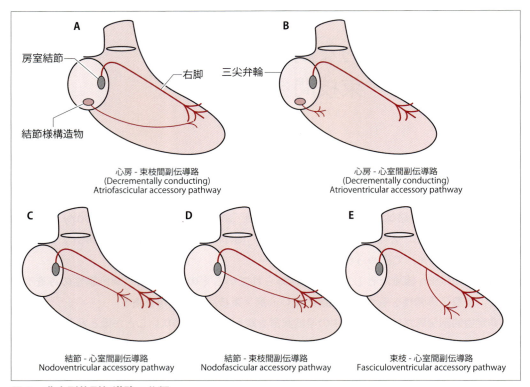

図1. 非定型的副伝導路の分類

Mahaim 線維束として使用が認められているものは，通常，順伝導性のみを有し，減衰伝導特性をもつ実質最も頻度の高い心房－束枝間副伝導路である．

非定型的副伝導路は，心房－束枝間副伝導路（atriofascicular accessory pathway；約80％）と心房－心室間副伝導路（atrioventricular accessory pathway；約20％）で占められる．

> F：複数副伝導路および先天性奇形に合併する副伝導路

この先，頻度が最も多い心房－束枝間副伝導路（atriofascicular accessory pathway）を中心に解説する．

非定型的副伝導路とはなにか（主に心房－束枝間副伝導路について）

心房－束枝間副伝導路（atriofascicular accessory pathway）は，副伝導路全体の2～3％といわれている[2]．ほとんどの症例では副伝導路が右側にあり，心房側付着端は三尖弁輪の前壁〜前側壁に局在している．遠位部付着端は右脚である．心房－心室間副伝導路（atrioventricular accessory pathway）は，心房側付着端は心房－束枝間副伝導路と同様であるが，遠位部付着端は右室筋，特に心尖部寄りである．心房－束枝間副伝導路は，順行性伝導のみを示し，伝導遅延と減衰伝導特性を示す．また，ウエンケバッハ型の伝導ブロックをきたす．さらにアデノシンを使用すると一時的ブロックを示す[3]．伝導遅延をきたす部位は，心房側付着部である．心房－束枝間副伝導路および心房－心室間副伝導路の場合も頻拍は副伝導路を順伝導し，右脚に伝播し右脚を逆伝導するマクロリエントリー性頻拍である．

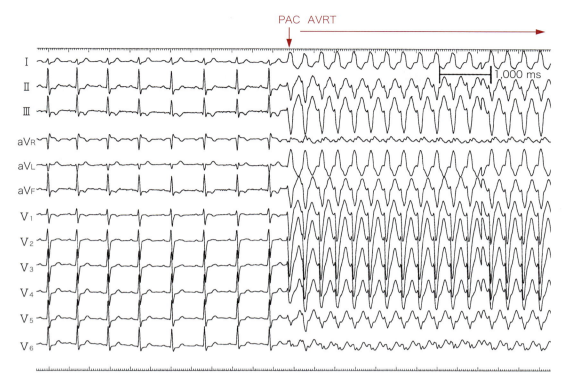

図 2. atriofascicular accessory pathway を有する患者の体表面 12 誘導心電図
洞調律時（左）は早期興奮を疑う所見は認めなかった．頻拍時（右）は単発の上室性期外収縮（PAC）後に頻拍［房室リエントリー性頻拍（AVRT）］が出現した．頻拍周期は 310〜345 msec，完全左脚ブロックパターンを示し，移行帯は V_6 誘導．

[山内康照先生のご厚意による]

非定型的副伝導路の心電図異常メカニズムは？

　洞調律中の早期興奮を疑う所見は認めないことが多い．過去の報告では，わずかな洞調律中の早期興奮を疑う所見として rS type の QRS 波がⅢ誘導に 61％の症例に出現するとされている[4]．WPW パターンと比較して，心房 - 束枝間副伝導路はデルタ波を伴わない．というのも，心房 - 束枝間副伝導路は，心室筋もしくは刺激伝導路近くに遠位端が付着していることから，伝導が比較的速い．WPW 症候群のような伝導の遅い心筋線維から心筋線維のように伝導に時間を要することがないため，心房 - 束枝間副伝導路ではデルタ波ができない．

　洞調律中および頻拍中の 12 誘導心電図を示す（**図 2**）．頻拍中は QRS 幅≦150 msec，移行帯は V_4 誘導以降のことが多い．頻拍周期は 220〜450 msec（心拍数 130〜270 拍 / 分），QRS 波形は典型・非典型の左脚ブロックを示す．これは，心房 - 束枝間副伝導路が通常は右側に局在するためである．また電気軸は 0°〜−75°で左方軸を示す．移行帯は V_4・V_5 誘導である．Ⅰ誘導では，心房 - 束枝間副伝導路が右側前壁〜前側壁にあることからも R 波となる（**表 1**）．

表 1. 頻拍中の体表 12 誘導心電図

・V$_1$ 誘導で左脚ブロックパターンもしくは QRS 波が rS パターン
・QRS 幅≦150 msec
・電気軸 0°〜−75°
・移行帯 V$_4$〜V$_5$ 誘導
・Ⅰ誘導で R 波

診断基準というわけではないが，側副伝導路の位置から，頻拍中は
比較的特徴のある所見を呈する．

診断へのヒント

洞調律中の 12 誘導心電図のみでは診断は困難である．

① 洞調律中の 12 誘導心電図でデルタ波がないにも関わらず，頻拍中の 12 誘導心電図が左
　脚ブロックパターンである．
② Ⅰ誘導が大きい R 波となり，大きな興奮のベクトルが右から左へと進んでいる（電気軸
　は，正常−30°〜＋90° の範囲内に一部重なる 0°〜−75°）．
③ 右脚の末端に近いところから房室結節方向へと逆伝導するため，Ⅲ誘導の QRS 波は陰性
　成分が主となる．
④ 刺激伝導系を不整脈回路とする部分が多く，QRS 幅は 150 msec かそれ以下である．

以上のことから，頻拍中の 12 誘導心電図波形は心室頻拍とは異なる印象をもつ．
　変行伝導でよく見かける脚ブロックパターンが右脚ブロックであることは知られている
事実である．この頻拍時のみ見られる左脚ブロックパターンをきっかけとして右側副伝導
路を有する WPW 症候群もしくは心房−束枝間副伝導路の存在を疑うきっかけとなる．
また，Ebstein 奇形を伴っていることと関連があり，既往歴を確認することは重要であ
る．
　最終的な心房−束枝間副伝導路の存在の証明は，電気生理検査において行われる．通
常，心房−束枝間副伝導路は順伝導のみを有し，減衰伝導特性を持つ．リエントリー回路
としては，WPW 症候群のような副伝導路を伝わる興奮が antegrade，retrograde の両者
でありうる不整脈回路を考えることなく，一方向である．**表 2** に電気生理検査における
所見を示す．また，**図 3** に電気生理検査における心房ペーシングおよび頻拍中の波形を
示す．電気生理検査所見を洞調律中と頻拍中に分けて説明する．

1. 洞調律中の電気生理学的所見

いくつかの特徴的な所見が見られる．

① Kent 束同様副伝導路電位が存在するが（**図 3-C, D**），心房−副伝導路電位間隔が，約
　60 msec 前後と比較的長い（伝導遅延をきたす部位が心房側付着部であるため）．
② 心房側付着部〜副伝導路電位までが伝導遅延と減衰伝導特性を示し，副伝導路電位から心
　室までが伝導速度一定である．

8. 非定型的な副伝導路頻拍：心房-束枝間を中心に

表2. 電気生理検査における特徴

電気生理検査所見
・順行性伝導のみを示す副伝導路
・副伝導路電位あり．中枢側〜副伝導路電位まで伝導遅延，減衰伝導特性．副伝導路電位〜心室まで伝導速度一定
・アデノシンによる副伝導路ブロック
・心房刺激（連続/期外刺激）により PR 時間，AH 時間延長および HV 時間短縮
・早期興奮持続時，右室心尖部において最早期興奮
頻拍中の電気生理検査所見
・頻拍は，antidromic tachycardia であり，房室結節不応期の心房単発刺激によりリセット現象をきたす
・VH 時間短縮（＜50 msec）
・右室心尖部において最早期心室興奮部位かつ PPI 一致
・His 束電位よりも右脚電位が先行する（右脚ブロックがないことが条件）
・頻拍時 VH 時間＜右室ペーシング時 VH 時間
・頻拍時 HA 時間＝右室ペーシング時 HA 時間

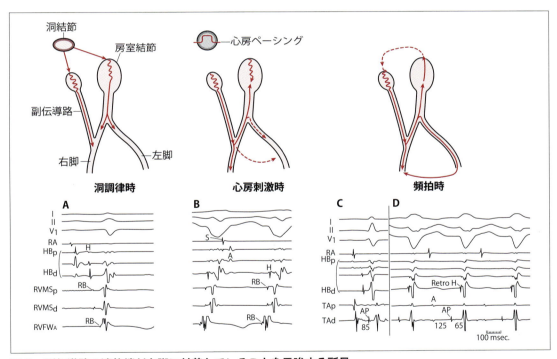

図3. 副伝導路の遠位端が右脚に付着していることを示唆する所見

A：洞調律時．
B：心房ペーシング中の His 束−右脚電位時間において His 束電位と右脚電位が同時もしくは右脚電位が先行する．その理由は，心房刺激により，三尖弁自由壁側の副伝導路を順伝導した興奮が，房室結節を順伝導した興奮よりも速く右脚に到達するためである．
C：三尖弁輪に留置したカテーテルにおいて，心房波（A 波）と不連続のスパイク状 Mahaim 電位を認めた．
D：頻拍時 VH 時間は，His 束電位が心室波に先行するか，または VH 時間が短い．その理由は，副伝導路を順行性に伝導し，右脚に興奮が直接入り，右脚を逆伝導した興奮が His 束を興奮させるためである．
RA：右心房，HBp・HBd：His 束近位部・遠位部，RVMSp・RVMSd：右室中部中隔近位部・遠位部，TAp・TAd：三尖弁輪カテーテル近位電極・遠位電極，H：His 束電位，RB：右脚電位，AP：副伝導路電位

67

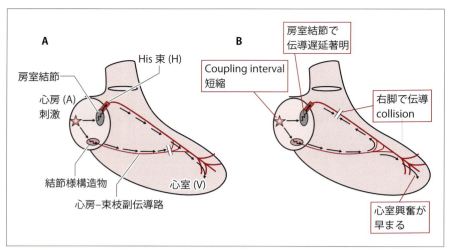

図 4．心房期外刺激
A：心房期外刺激．初めは房室結節の伝導遅延がさほど強くないため，房室結節→His束→右脚→右室で伝導する．
B：心房期外刺激の coupling interval を短縮すると，房室結節の伝導遅延が著明となり，心房 – 束枝間副伝導路の伝導が勝り，右脚を逆伝導する．His束から降りてきた興奮とぶつかり，その頃には心房 – 束枝間副伝導路を降りて途中から右脚に入り込んだ興奮が右室を興奮させる．これにより，心房期外刺激により AH 時間，PR 時間は延長していくが HV 時間は短縮する．

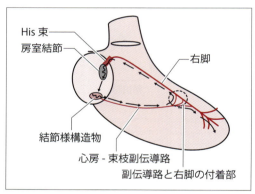

図 5．頻拍時興奮経路
心房 – 束枝間副伝導路は順伝導のみを示すため，頻拍時は心房 – 束枝間副伝導路を心房から心室へと伝わり，右脚を介して His 束→房室結節の順に興奮する逆方向性の房室リエントリー性頻拍（antidromic AVRT）である．

③ 心房 – 束枝間副伝導路はアデノシンによりブロックをきたす．
④ 心房刺激（期外刺激）により PR 時間，AH 時間延長，HV 時間短縮をきたす（**図 4**）．
⑤ 心房 – 束枝間副伝導路では，機械的刺激で容易に伝導が途絶えてしまう．

2．頻拍中の電気生理検査所見

下記に合わせて**図 5〜図 7** を示す．

① 早期心室興奮部位が右脚末梢の右室心尖部側（副伝導路と右脚の付着部）であり，不整脈回路内であることから，同部位で頻拍中にエントレインメントを行うと，postpacing

8. 非定型的な副伝導路頻拍：心房 - 束枝間を中心に

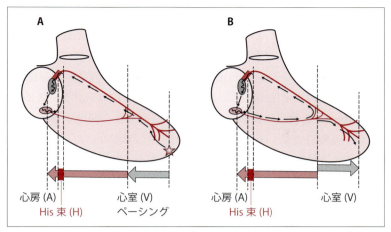

図6. ペーシング時および頻拍時興奮の時間経過
A：右室心尖部刺激時．右心室→His束→心房の順で興奮するため，時間が心室興奮全体の時間を要する．
B：頻拍時は心房 - 束枝間副伝導路を介して右脚に入ってきた興奮が，右室心尖部とHis束側へそれぞれ別れるため，興奮時間は相殺され，VH時間およびVA時間が短くなる．一方，右室心尖部ペーシング時，HA時間と頻拍中HA時間は変わらない．

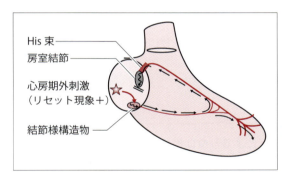

図7. 心房単発刺激
心房を回路に含む頻拍であることから，房室結節不応期の心房単発刺激によりリセット現象をきたす．

interval（PPI）が頻拍周期に一致する（**図5**）．
②右脚電位がHis束電位よりも先行する（**図5**）．
③洞調律中の右室心尖部ペーシング時に比べて，頻拍中のVH時間（＜50 msec）およびVA時間が短縮する（**図6**）．
④右室心尖部ペーシング時のHA時間と頻拍中HA時間は変わらない（**図6**）．
⑤房室結節不応期の心房単発刺激によりリセット現象をきたす（**図7**）．

治療へのヒント

　WPW症候群と同様に副伝導路を有する疾患であり，薬物治療とカテーテルアブレーション治療に別れる．心房 - 束枝間副伝導路を介する房室リエントリー性頻拍は，大規模な薬物間の比較試験がないため，薬物治療はあくまでエンピリック治療とならざるをえない．房室結節の伝導を有意に抑制するCa拮抗薬やβ遮断薬は，心房 - 束枝間副伝導路に

は有意に影響しないため不適当かもしれないが，頻拍回路として房室結節を逆伝導することから，この逆伝導を抑えることで頻拍抑制を期待できる可能性はある．以上から，薬理学的にもⅠa群・Ⅰc群治療薬は，同様の効果が期待できるかもしれない．

　カテーテルアブレーションは根治治療となる．右側に局在する副伝導路は，アブレーションカテーテルの安定性が重要となるため，シースはロングシースで，かつ多くの場合deflectable sheath を使用する．また，副伝導路の局在を同定する場合も心房－束枝間副伝導路を介する頻拍では，副伝導路の性質上，逆伝導がないため，心室ペーシングで心房端を同定することは困難である．心室端は広く細かく枝分かれしていることが多く，心室端同定が困難な例も多い．そこで副伝導路の同定は，三尖弁輪における His 電位よりわずかに先行する Mahaim 電位の同定か，三尖弁輪からのペーシングで刺激－デルタ波間が最も短縮する部位を同定することで行う[5]．三尖弁上にカテーテルを置いた場合は，A/V 比 1:1 が良い指標である．心室ペーシングで副伝導路を逆伝導させている際，局所の VA 時間は 40 msec 以下の部位を探す．副伝導路電位が認められれば，通電成功の可能性がある．さらに．頻拍中の房室結節不応期のタイミングで心房単発期外刺激を様々な箇所から行い，最も刺激後の QRS 波が早期に興奮した部位（リセットされた点）の焼灼や，カテーテルの接触による副伝導路の伝導途絶（bump）をきたした部位の焼灼がアブレーション至適部位となる．

　イリゲーションカテーテルにて最大出力 35 W，最高温度 50℃ としている．10 秒程度の通電で副伝導路離断が得られない場合は，通電を直ちに中止し，適した電位を探す．離断の得られる部位では通電を 60〜120 秒行う．

予後の予測

　前述した通り，カテーテルアブレーションによる治療は根治治療となりうるため，治療が成功すれば予後良好である（一般的に，全体の成功率は 90〜95％．再発率は 5％である）．しかし，診断のための電気生理検査やカテーテルアブレーション治療に知識と経験を要するため，治療経験の少ない施設では複数回のカテーテルアブレーションが必要となる可能性がある．そのような場合は，症例数や治療経験の多い医師・施設への紹介が重要となる．

　内服治療における予後に関しては，心房－束枝間副伝導路自体がまれな疾患であり，特に内服加療をされている症例では，正確な心房－束枝間副伝導路としての診断がついていないことが多い（電気生理検査すら受けていない）ことからも不明である．

文　献

1）Mahaim I, et al. Cardiologia. 1937; **1**: 61-73
2）Ellenbogen KA, et al. Pacing Clin Electrophysiol. 1986; **9**: 868-884
3）Betts TR, et al. Heart. 2006; **92**: 1408
4）Sternick EB, et al. J Am Coll Cardiol. 2004; **44**: 1626-1635
5）Okishige K, et al. J Cardiovasc Electrophysiol. 1991; **2**: 465-475

9 流出路起源の心室性不整脈：起源特定に有用な心電図診断

- ・明らかな器質的心疾患を認めない．
- ・長期的な予後は良好であり，心臓突然死は極めてまれである．
- ・症状の程度や，心機能により治療適応を決定する．
- ・カテーテルアブレーションが有効である．
- ・症状の誘因となる生活習慣の改善も必要である．

流出路起源心室性不整脈の昔と今

　　流出路起源心室性不整脈（OT-VT；期外収縮・心室頻拍を含む）が初めて記載されたのは，1982 年の Rahilly らの報告にさかのぼる[1]．outflow tract（流出路）起源と分類されたのは，アブレーションが行われるようになった 1990 年代初頭のことである[2]．

　　以後，日本を含め多数の論文が上梓され，現在，OT-VT として体系化された．特にアブレーションに関連して，心電図の部位診断方法の進歩が著しい．

流出路起源心室性不整脈の考え方

　　OT-VT は特発性心室頻拍の 1 つに分類される．すなわち，明らかな基質的心疾患を認めない心室頻拍と定義される．通常，心エコー，核医学（RI）検査，心臓 MRI，心臓 CT，心筋生検などで異常を認めなければ特発性と診断する．特発性心室頻拍には好発部位があり，心室頻拍（VT）の QRS 波形により，特発性 VT と診断できることが多い（**表1**）．最も頻度が高いのが OT-VT である．しかし，初期の心筋症として心室頻拍が初発症状であり，画像診断では診断困難な例で，将来，基質的な異常が顕在化してくる可能性はある．

　　多くの特発性 VT は，心室期外収縮（PVC）ないしは非持続性 VT の形態をとる．例え持続性 VT であっても，心室細動（VF）への移行や突然死は極めてまれである．

流出路起源心室性不整脈とはなにか

　　特発性 VT は，基質的心疾患が除外されて診断される．心エコーは簡便ではあるが，微

表1. 特発性心室頻拍の分類と頻度

		頻度（%）
流出路起源	右室流出路	53
	左室流出路	25
流出路以外起源	僧帽弁輪	5
	三尖弁輪	3
	His束近傍	5
その他		9

［Tanaka Y, et al. Circ J. 2011; **75**: 1585-1591 より作成］

細な異常は見逃される可能性がある．心臓 MRI が最も精度が高いと考えられるが，典型的な右室流出路起源の PVC 例すべてに対して行うことはやや過剰と考えられる．加算平均心電図における遅延伝導（late potential：LP）は，VT の不整脈基質としての伝導遅延を検出できる有力なツールである．

特発性と診断されれば，Holter 心電図における総 PVC 数や，連発・非持続性 VT などの所見は，PVC/VT の重症度・予後とは関連しない．

流出路起源心室性不整脈のメカニズムは？

OT-VT のメカニズムの多くは，異常自動能や撃発活動などであり，その興奮パターンは巣状興奮，すなわち頻拍起源から心室全体に伝播していく興奮様式を呈する．一方，リエントリー性 VT も報告されており，局在した伝導遅延が VT の原因になっている例もあると考えられる．

流出路起源心室性不整脈の電気生理学

異常自動能や撃発活動である OT-VT においては，プログラム刺激（頻回刺激，期外刺激）で誘発困難な場合がある．特にアブレーションを試みる場合，誘発されないと，その治療部位の決定，有効性評価が困難である．そのような場合，薬物による誘発がしばしば有効である．術前の Holter 心電図を参考にし，発生の誘因が運動誘発性など交感神経と関連する場合にはイソプロテレノール（β刺激）を用いる．夜間や食後に多い副交感との関連が疑われるときは，フェニレフリン（α刺激から血圧上昇→迷走神経反射→心拍数減少），もしくはエドロホニウム（コリンエステラーゼ阻害薬）を用いる．

典型的な心電図

OT-VT は 12 誘導心電図を見ただけで，その典型的な形態から診断できる（**図1**）．

OT-VT における心電図診断の重要性は，むしろ起源の特定にある．12 誘導心電図の所見で，その起源，すなわちアブレーション至適部位をおおむね推定できる．その好発部位

9. 流出路起源の心室性不整脈：起源特定に有用な心電図診断

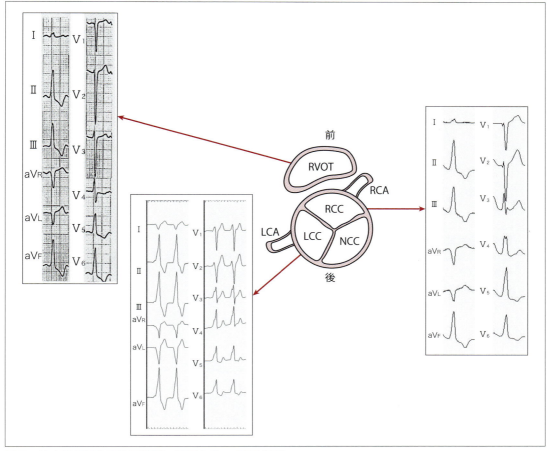

図1. 流出路起源心室性不整脈の起源とそのQRS波形
流出路起源は，主に右室流出路（RVOT），大動脈右冠尖（RCC）・左冠尖（LCC）に分けられる．起源により心電図所見が異なる．
LCA：左冠動脈，RCA：右冠動脈，NCC：大動脈無冠尖

ごとに特徴的な心電図所見があり，その所見により，アブレーションの困難度・成功率が決定される．

OT-VTにおいては左脚ブロックおよび下方軸（右軸偏位），特にⅡ・Ⅲ・aVF誘導で極めて高いR波を認める．すなわち，ほとんどは右室起源であり，心臓の高い位置（頭側）から興奮が伝播していく所見である（**図2**）．実際，70％は右室流出路起源である．残りの30％については，冠尖（バルサルバ洞内），大動脈弁から僧帽弁の移行部，大動脈弁下，His束近傍などがある（**表1，図3**）．

鑑別が困難なのは，右室流出路（RVOT）起源と左室流出路（LVOT）起源，中でも右冠尖起源である．通常，LVOT起源では，V_3誘導のR/S比が1以上となる（**図4**）．詳細には，Ouyangの報告した基準が用いられることが多い[3]．V_1・V_2誘導におけるR波のonsetから，R波下行脚と基線との交線までの距離をR wave duration（R波の幅），R波とS波の電位高をR/S比と定義する．R wave durationとQRS幅の比をR wave duration index，R/S比の大きな方をR/S indexとすると，R wave duration index＞50％，もしく

73

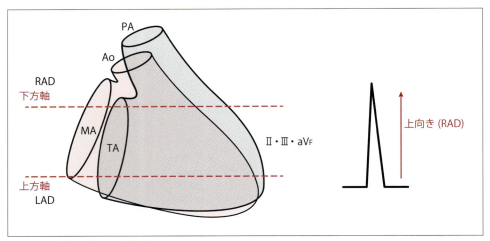

図2. 心室性不整脈の電気軸
流出路は肺動脈弁（PA），大動脈弁（Ao）の近傍であり，心室では最も頭側に存在する．この解剖学的位置を反映して，下壁誘導であるⅡ・Ⅲ・aVF誘導では大きなR波を示し，電気軸としては右軸偏位となる．
LAD：左前下行枝，MA：僧帽弁，TA：三尖弁

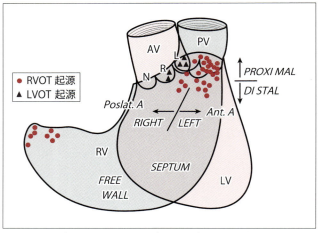

図3. 流出路起源特発性VT（OT-VT）の発生部位
中隔側で前壁からの起源が多いが，自由壁起源や左室流出路起源もある．
［Kamakura S, et al. Circulation. 1998; **98**: 1525-1533 より作成］

はR/S index＞30％ならLVOT起源であるとされる（**図5**）．
　これはLVOT起源の方が右室から遠く，また刺激伝導系まで伝導時間がかかるため，右室興奮を意味する右側胸部誘導のR波の幅が広くなること，またLVOT起源の方がより左室起源であることからより右脚ブロック波形に近づくため，V_1・V_2誘導でR波高が高くなることを意味している．

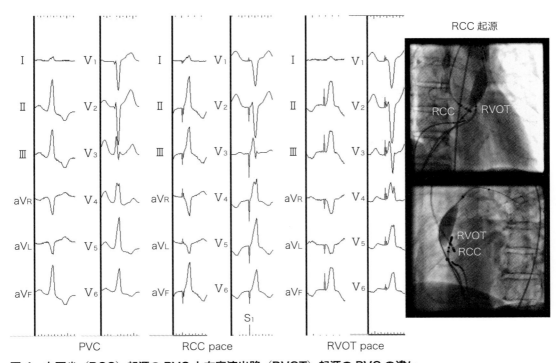

図4. 右冠尖(RCC)起源のPVCと右室流出路(RVOT)起源のPVCの違い
PVCおよびRCCからのペーシング波形は，V_3誘導のR/S比が1未満(R波が高い)である．RVOTからのペーシングでは，V_3誘導のR/S比が1以下(R波が低い)である．

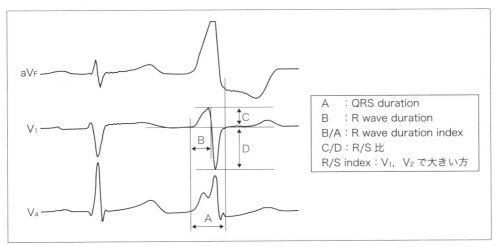

図5. RVOTとLVOT起源の鑑別法
R wave duration index＞50%，もしくはR/S index＞30%ならLVOT起源であるとされる．
[Ouyang F, et al. J Am Coll Cardiol. 2002; **39**: 500-508 より作成]

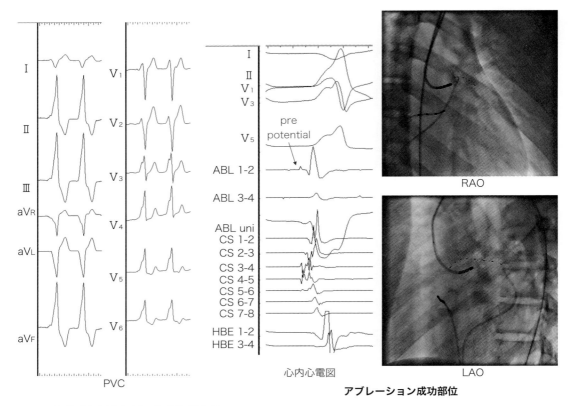

図 6. 大動脈左冠尖起源の心室期外収縮
12誘導心電図ではⅡ・Ⅲ・aV_F 誘導の R 波はより高くなり，V₃〜V₆ 誘導の R 波はより広くなっている．アブレーション成功部位においては，QRS 波よりも早く興奮する（先行度の早い）pre potential が記録された．単極誘導（Abl Uni）では QS パターンとなる．

非典型的な心電図

　　左冠尖起源の OT-VT では，その解剖学的位置により，右脚ブロック波形に近くなる．心電図からの診断は比較的容易である（**図6**）．鑑別を要するのは，僧帽弁輪の前壁，特に atrio-mitral trigon 起源（**図7**），もしくは流出路からやや離れた心外膜側起源のタイプである（**図8**）．

診断へのヒント

　　器質的心疾患に伴い流出路起源の VT が出現するのは，催不整脈性右室心筋症，心サルコイドーシス，Fallot 四徴症術後症例である．これらの疾患が除外できれば，ほぼ特発性 VT と診断できる．例え心筋梗塞後患者であっても，OT-VT であれば，梗塞に関連した VT というよりは特発性と診断して良い．基質的心疾患に伴う心室頻拍は予後不良の因子であるが，特発性 VT が合併したのみであれば，生命予後に与える影響は小さいといえ，その判断は重要である．

9. 流出路起源の心室性不整脈：起源特定に有用な心電図診断

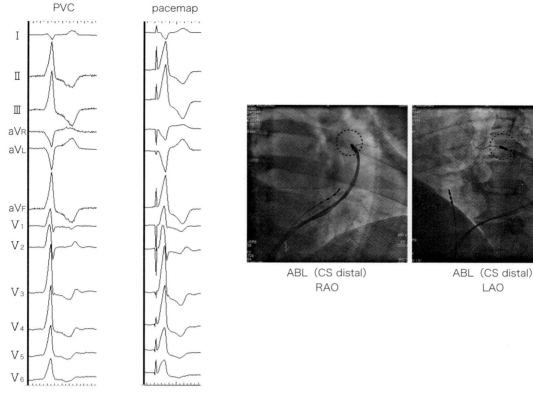

図7. 僧帽弁輪起源の心室期外収縮
冠状静脈内から僧帽弁輪前壁に挿入したカテーテルからのペーシングで，PVCに一致した波形が得られた．

治療へのヒント

　　　特発性VTと診断されれば生命予後は良好であり，PVCや頻拍による症状の有無，心機能などを考慮して方針を立てる．自覚症状がないか軽度の場合には，あえて薬物治療を行う必要はない．不整脈を悪化させる生活習慣の改善を指導する．

1. 薬物治療

　　　運動や興奮で出現するタイプの多くはイソプロテレノール投与で発生しadenosine triphosphate（ATP）で停止抑制され，その機序はcyclic AMP濃度上昇によるCa過負荷で引き起こされる撃発活動と考えられている．
　　　薬物治療としては，Ca拮抗薬（ベラパミル），β遮断薬が試みられることが多い．また心機能が維持されていることが多いため，I群抗不整脈薬の良い適応である．
　　　抗不整脈薬で効果が得られない場合，短時間作動型のベンゾジアゼピン系抗不安薬（クロチアゼパム5 mg/回やエチゾラム0.5 mg/回など）が有効なこともある．

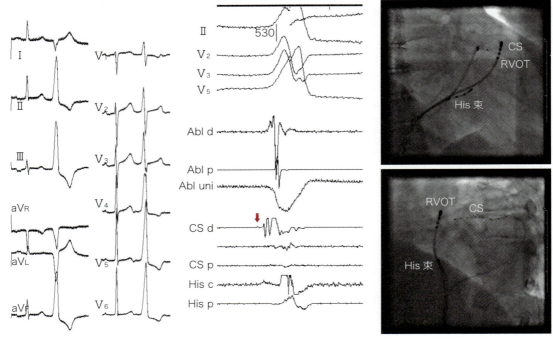

図8. 心外膜起源のOT-VT
冠状静脈洞の遠位である室間静脈に留置したカテーテル（CS）において，右室流出路にあるアブレーションカテーテル（Abl）よりも早期性が良好な電位が記録されている（↓）．

2. カテーテルアブレーション

　これらの薬剤が奏効しない場合，若年で長期の薬物治療が望ましくないケースで患者が希望する場合には，カテーテルアブレーションを考慮する．
　アブレーションを行うには，カテーテル検査室でPVCが出現することが条件となる．Holter心電図で極めてPVC数が少ない場合には，PVCが出現せず，アブレーションが困難になることがある．そのため，心電図診断である程度その起源を推定し，効率良く検査を進める必要がある．
　カテーテル検査室でPVCが頻回に出現している場合，誘発が容易な場合は，PVC/VTの起源を，心室内最早期興奮部位として検索（マッピング）する．マッピングカテーテルで記録された双極心内心電図のタイミングを，QRS波形の開始点と比較してどれくらい先行するか（先行度）として測定して，最早期部位を同定する．もしくは，単極心電図のパターンを観察し，QSパターンになる部位を探す．頻拍の起源においては，すべて興奮がその部位から遠ざかるように興奮するため，近づいてくる興奮（R波）が消失する（**図6**）．
　PVCの頻度が少ない場合や誘発困難な場合には，ペーシング波形がPVCのQRS波形と一致することをもってその起源と推定する（ペースマップ）（**図7**）．右室流出路起源の場合は成功率は90％程度，左室流出路起源の場合でも80％程度の成功率が期待できる．アブレーション困難例は，心外膜起源のタイプである．

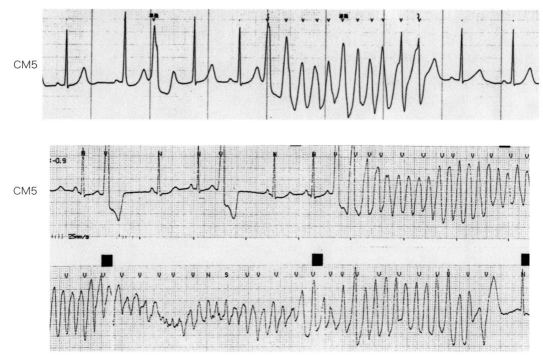

図9. OT-VTをトリガーとする多形性心室頻拍

　冠動脈の左前下行枝と回旋枝に囲まれた LV summit といわれる部位は，心内膜側から離れて心外膜側の起源であることを示し，心内膜側からのアプローチが困難で，アブレーションの成功率も不良である（図8）．右室・左室流出路の冠尖から高出力で焼灼するか，もしくは冠状静脈内でのアブレーションが必要になるケースもある．このようなケースでは合併症リスクもあり，施設や術者の経験に基づいて適応を決めるべきである．

3. 生活指導

　疲労，睡眠不足，ストレス，喫煙，飲酒などの生活習慣がしばしば不整脈の増悪因子となる．患者ごとに異なり，病歴を詳細に聴取することが必要である．しばしば患者自身も認識しているが，社会的事情（職場環境）など，改善が困難なこともある．カフェイン摂取については従来から言及されてきたが，近年では否定的な報告もある[4]．

予後の推測

　OT-VT においてが，一般的に生命予後は良好と考えられる．しかし，以下に述べるような特殊な病態に注意を払う必要がある．
　Holter 心電図上 PVC 数（1日総心拍数の 20％程度）が多いと，頻拍依存性心筋症（tachycardia induced cardiomyopathy：TIC）と呼ばれる心機能低下をきたすことがある．近年の報告では，無症候例，1日の PVC 数，心外膜起源が心筋症発症の独立した危険因子とされている．無症候例では PVC の診断が遅れるため罹患期間が長くなること，

心外膜起源では心室内の伝導パターンの変化により心収縮の非同期が発生することが原因と考えられる[5]. 無症候であっても心機能低下を認める場合には, カテーテルアブレーションによる根治の適応である.

　流出路起源のPVCをトリガーとして発生した心室細動例においては, 失神の既往, Holter心電図やモニター心電図における多形性心室頻拍がリスク因子と報告されており, このような例では積極的な治療を検討する[6](**図9**).

文　献

1）Rahilly GT, et al. Am J Cardiol. 1982; **50**: 459-468
2）Morady F, et al. Circulation 1990; **82**: 2093-2099
3）Ouyang F, et al. J Am Coll Cardiol. 2002; **39**: 500-508
4）Dixit S, et al. J Am Heart Assoc. 2016; **5**: pii: e002503
5）Blaye-Felice MS, et al. Heart Rhythm. 2016; **13**: 103-110
6）Noda T, et al. J Am Coll Cardiol. 2005; **46**: 1288-1294

10 ベラパミル感受性心室頻拍，心筋梗塞／器質的背景を持つ心室頻拍，心外膜側アブレーション：アブレーション治療の可能性

- ベラパミル感受性心室頻拍は障害されたプルキンエ線維をリエントリー回路に有する頻拍である．
- 器質的心疾患に合併する心室頻拍に対するアブレーションは起源部位予測が重要．
- 心外膜側アブレーションは術前の部位予測，術中の解剖学的位置の把握が重要．

ベラパミル感受性心室頻拍の考え方

　器質的心疾患のない特発性心室頻拍（VT）は，主に右室あるいは左室流出路起源とプルキンエ線維起源に分類される．プルキンエ線維起源 VT はリエントリーを機序とするベラパミル感受性 VT である①後枝起源（VT 中の心電図 QRS 波形は右脚ブロック左軸偏位型；**図 1-A**），②前枝起源（右脚ブロック右軸偏位；**図 1-B**），③左側上中隔起源（QRS 波形は洞調律時に近似；**図 1-C**）と，自動能を機序とする④局所プルキンエ線維起源（QRS 波形はベラパミル感受性のいずれかと近似）の 4 種に分類可能である．

　洞調律の興奮は左脚後枝（LPF；**図 2**）と障害されたプルキンエ線維（**図 2-A** の P1）をともに下行する．頻拍中は，①のタイプでは左脚の障害されたプルキンエ線維をゆっくり下行し（**図 2-B** の P1），後枝領域を上行する（同 P2）．回路から心筋への出口は後枝末端付近とされる．②では左脚の障害されたプルキンエ線維を下行し（同 P1），前枝領域を上行する（同 P2）．回路からの出口は前枝の末端付近である．③は主に①あるいは②に対するアブレーション後に生じることが多いとされ，その機序は①あるいは②の回路の逆旋回，つまり左脚後枝あるいは前枝を下行し（同 P2），障害されたプルキンエ線維を上行する（同 P1）．回路からの出口は中隔上方に位置する．①〜③の頻拍の旋回回路は Nogami ら[1,2] の説が有力であるが，上行路と左脚後枝あるいは前枝との関係，上行路と下行路との中隔上部での接続部位などいまだ回路の全貌は明らかではない．

　本 VT の治療には，抗不整脈薬とカテーテルアブレーションの 2 つの選択肢がある．薬物治療は頻拍名称のごとく①〜③に対してはベラパミルが有効である．一方，④はベラパミルが無効であるのが特徴である．本 VT にはカテーテルアブレーションが高率に奏効する．①，②は P1 の電位を指標として左脚後枝あるいは前枝の末端側で施行する[2]（**図 3**）．③も脚が標的となるが，①，②に比してより中枢側が標的となる．④はプルキンエ末梢の自動能あるいは focal reentry を機序とするため，最早期興奮部位が標的となる．

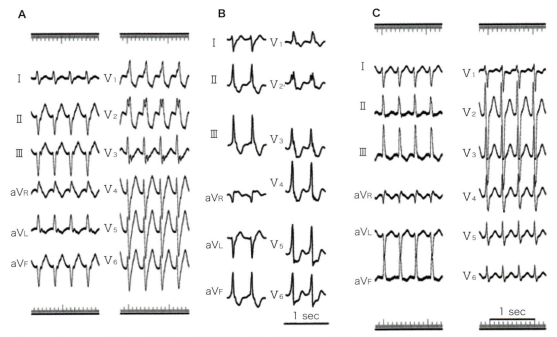

図1. ベラパミル感受性心室頻拍の起源分類によるQRS波形の特徴
A：後枝起源，**B**：前枝起源，**C**：左側上中隔起源

[Nogami A. PACE. 2011; **34**: 624-650 より許諾を得て転載]

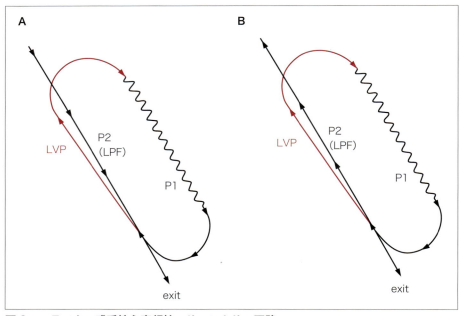

図2. ベラパミル感受性心室頻拍のリエントリー回路
A：洞調律，**B**：心室頻拍
LVP：左室中隔心筋

[Nogami A. PACE. 2011; **34**: 624-650 より作成]

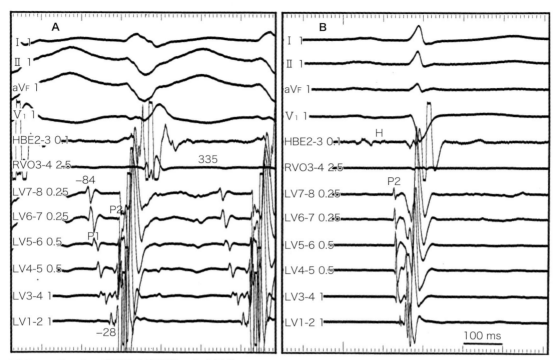

図3. ベラパミル感受性心室頻拍の心内電位
A：心室頻拍，**B**：洞調律
HBE：His束，RVO：右室流出路，LV：左室

[Nogami A, et al. J Am Coll Cardiol. 2000; **36**: 811-823 より許諾を得て転載]

器質的心疾患に合併する心室頻拍の考え方

1. VTの起源部位予測

　頻拍の起源部位予測の基本は頻拍時の心電図である．頻拍時の心電図の，①脚ブロック型，②Ⅱ・Ⅲ・aV_F誘導の極性，③Ⅰ・aV_L誘導の極性，④胸部誘導波形，が部位予測の指標となる．すなわち右脚ブロック型であれば左室起源，左脚ブロック型であれば右室起源，Ⅱ・Ⅲ・aV_F誘導が陽性であれば前壁起源，陰性であれば下壁起源を考える．またⅠ・aV_L誘導の陰性は側壁起源を示唆し，胸部誘導V_1〜V_6の高いR波は基部起源を，V_1〜V_6でQ波を呈すれば心尖部起源を示唆する．

　図4は前壁梗塞の遠隔期に生じた周期440 msecのVTである．本頻拍は，①右脚ブロック型であることから左室起源，②Ⅱ・Ⅲ誘導が陰性，aV_F誘導が±であることからやや下壁起源，③Ⅰ・aV_L誘導が陰性であることから側壁起源（遅延伝導からの出口），④V_5・V_6誘導がQS型であることから中部からやや心尖部よりの起源，すなわち左室中部側壁やや下壁よりに梗塞巣からの出口を有していることが推測される．

　図5は下壁梗塞の遠隔期に生じた周期380 msecのVTである．本頻拍は，①右脚ブロック型であること，②Ⅱ・Ⅲ・aV_F誘導が陰性であること，③Ⅰ・aV_L誘導がともに陽

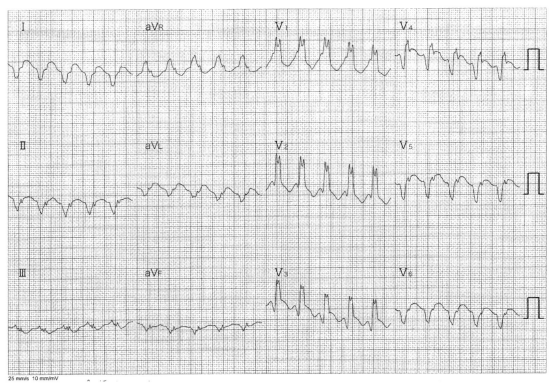

図4. 前壁梗塞の遠隔期に生じた周期440 msecのVTの心電図

性，④ V₅・V₆ 誘導が QS 型であることから，左室下壁中隔側やや心尖部寄りに梗塞巣からの出口を有していることが推測される．

2. 波形から考える基礎疾患

　持続型 VT 症例に遭遇した場合，頻拍起源部位予測とともに重要となるのは基礎心疾患である．基礎心疾患は病歴，心エコー，冠動脈造影など種々の情報から総合的に診断を行うのが基本ではあるが，頻拍の心電図波形が左脚ブロック型を呈する場合には右室起源が考えられるため不整脈原性右室異形成（右室心筋症）あるいは心サルコイドーシスを，右脚ブロック型を呈する場合には左室起源であるため心筋梗塞後あるいは心筋症をまず疑うべきである．

3. 治療へのヒント

　図6に両室ペーシングを施行している虚血性心筋症による低左心機能の患者に心室細動のストームが発症した症例の心電図を示す．図中矢印で示すように右脚ブロック上方軸型の心室期外収縮がトリガーとなっていた．同様の心室細動ストームは心筋梗塞の亜急性期や冠動脈バイパス手術後などにまれに経験されるが，心室細動のトリガーとなる期外収縮は図6のように右脚ブロック型でやや QRS 幅が狭い場合が多い．この期外収縮は左脚プルキンエ線維起源であった．この種のストームは薬物治療ではコントロールが困難であ

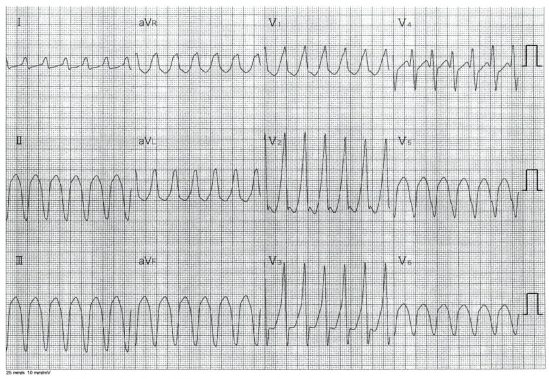

図 5. 下壁梗塞の遠隔期に生じた周期 380 msec の VT の心電図

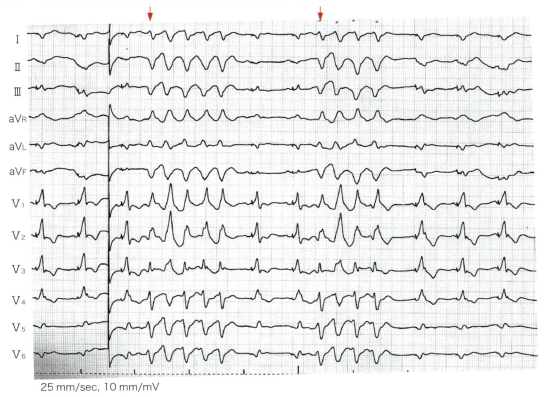

図 6. 両室ペーシングを施行している虚血性心筋症による低左心機能の患者に心室細動のストームが発症した症例の心電図

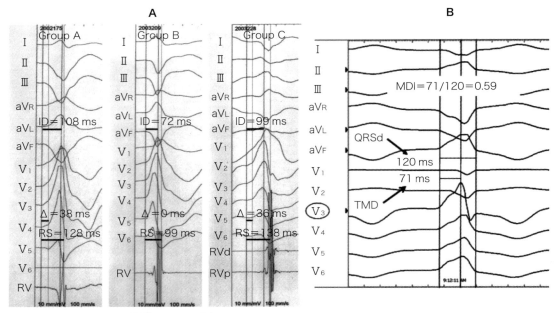

図7. VT波形による心外膜起源予測指標
A：pseudo delta（Δ），Intrinsicoid Deflection Index（ID），short RS complex（RS）
B：MDI（Maximum Deflection Index）
［A は Berruezo A, et al. Circulation. 2004; **109**: 1842-1847 より，B は Daniels DV, et al. Circulation. 2006; **113**: 1659-1666 より許諾を得て転載］

るが，期外収縮に対するプルキンエ線維を標的としたアブレーションが奏効する[3]ため，心電図記録による期外収縮波形の評価，起源部位・機序の推定，治療方針の策定が重要である．

カテーテルアブレーションに活かす心外膜側起源の心電図予測

VTに対しカテーテルアブレーションを考える場合，心内膜側起源か，心外膜側起源かを術前に予測することは，手技のリスク評価，患者への説明，手技の内容，術中に使用する抗凝固療法などを決定する上で非常に重要となる．もちろんMRIや心エコーなどの画像診断も手掛かりとなるが，最も簡便な指標は頻拍中の心電図である．

VT波形による心外膜起源予測は**図7**に示す指標の有用性が検討されている．Berruezoら[4]はpseudo delta波が34 msec以上，最も早いQRS波形の立ち上がりからV_2誘導のQRS波形のピークまでの時間であるintrinsicoid deflection timeが85 msec以上，最も早いQRS波形の立ち上がりから胸部誘導の最も早いS波のnadirまでの時間であるshortest RS complexが121 msec以上であることが，心外膜側起源を示唆すると報告している．Danielsら[5]は最も早いQRS波形の立ち上がりから胸部誘導QRS波の最も電位の高い誘導のピークまでの時間をQRS時間で割ったmaximum deflection index 0.55以上を，心外膜側起源の指標となりうると報告している．しかし，これらの指標はすべて無効

10. ベラパミル感受性心室頻拍，心筋梗塞／器質的背景を持つ心室頻拍，心外膜側アブレーション：アブレーション治療の可能性

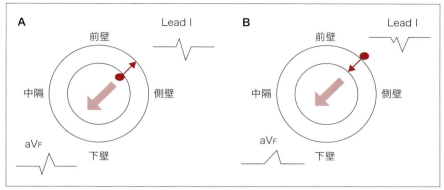

図8．Ⅰ・aV_F 誘導による心内膜・心外膜起源の鑑別指標
A：心内膜起源，B：心外膜起源

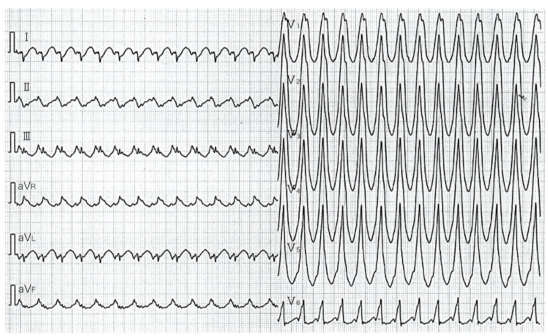

25 mm/sec, 10 mm/mV

図9．弁膜症手術後の低左心機能症例に合併した周期 380 msec の VT の心電図

であるとの報告[6]もなされており，有効性は明らかではない．筆者らは図8に示すようにⅠ・aV_F 誘導を重要視している．前側壁起源の VT を考えた場合，心内膜側起源であれば図8-A のようにまず心内膜側から心外膜側へ興奮が伝播した後に左室全体に興奮が広がる．よってⅠ誘導の初期成分には小さな R 波が生じ，aV_F 誘導の初期成分には小さな Q 波が生じる．一方，心外膜側起源であれば，心外膜側から心内膜側へ興奮が伝播した後に左室全体に興奮が広がる．よって，Ⅰ誘導はいわゆる qQS 波形となり初期の陽性成分を認めない．また aV_F 誘導でも初期の陰性成分が欠落する．このⅠ誘導の有用性は Piers らの報告[6]でも示されており，筆者らは最も簡便かつ有用な指標と考えている．

87

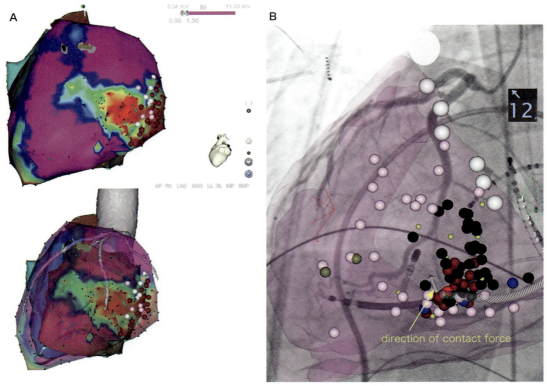

図10. 冠動脈の位置の把握
A：心外膜マッピングのvoltage map（上）と，心内膜側のvoltage mapと冠動脈CTの統合像（下）．赤い点で示す通電部位は冠動脈と離れていることが分かる．
B：冠動脈をCARTOUNIVUシステムを用いて3Dマッピングと統合像を作成した．冠動脈と赤丸で示す通電部位の位置関係が分かる．

　　図9に弁膜症手術後の低左心機能症例に合併した周期380 msecのVTの心電図を示す．先述の方法を用いると左室・前側壁・基部寄りに起源を有することが推測されるが，さらに I 誘導を見てほしい．本症例の I 誘導はqQS型を呈しており，これは本頻拍が心外膜側起源であることを示唆する所見である．このように，頻拍時の心電図から術前にあらかじめ心外膜側起源である可能性を考えておくことが重要である．

心外膜アプローチの考え方

　　心外膜アプローチには胸骨下部から心膜腔に硬膜外麻酔に用いる先端が屈曲しているTuohy needleを用いて穿刺し，9 Frのロングシースを留置し，双方向性のイリゲーション機能付きアブレーションカテーテルを挿入する．9 Frシースを用いるとアブレーションカテーテルを抜くことなしに心膜腔内に貯留した水を吸引することが可能である．心膜腔で通電を行う場合には冠動脈と横隔神経の損傷に注意する必要がある．冠動脈の位置の把握には冠動脈造影が有用であるが，術前にCTを撮り，セッション開始時に描出したエコーによる大動脈像と重ね合わせる（**図10-A**）．あるいは3Dマッピング画像と冠動脈

10. ベラパミル感受性心室頻拍，心筋梗塞／器質的背景を持つ心室頻拍，心外膜側アブレーション：アブレーション治療の可能性

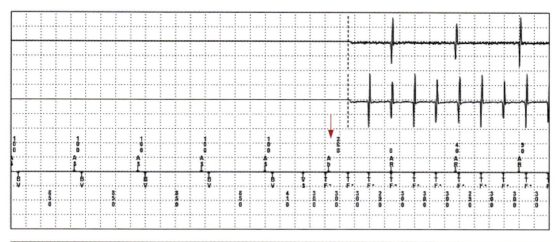

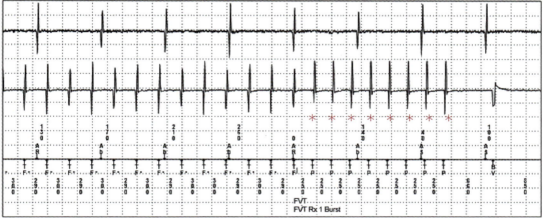

図11. CRT-D に記録された VT 波形

造影を統合できるシステムを使用すれば，冠動脈の位置を立体的に把握することも可能である（**図10-B**）．横隔神経の障害の予防には，通電を行う前に電気刺激を行い，横隔神経が捕捉されるか否かをチェックする．アブレーション終了後は貯留した水を抜いた後，ステロイドを注入する．術後は抗炎症薬［アスピリン，非ステロイド性抗炎症薬（NSAIDs），コルヒチン］を予防的に投与する．

頻拍時心電図が捉えられない心室頻拍へのアプローチ

　器質的心疾患に合併した VT において，発作時の血行動態が安定していれば術前に記録された心電図からアプローチ法の検討が可能である．しかし実臨床では，VT が出現した際，半数以上の症例では血行動態が破綻しており，標的 VT の心電図記録がなされていない．このような場合，植込み型除細動器（ICD）留置例であれば発作中の ICD の心内波形を指標とする．**図11** に心臓再同期療法（CRT-D）に記録された VT 波形を示す．周期 300 msec の VT が出現（↓）し，周期 250 msec，8 発の ATP（＊印）により停止している．本頻拍は繰り返し出現していたが，頻拍の心電図は捉えられていなかった．このよう

な場合には，セッション時に誘発した際にICDをチェックして，VTの心内波形が一致し，周期の差が30 msec以内であれば，同一のVTと考えるのが一般的である．

文　献

1）Nogami A, et al. J Am Coll Cardiol. 2000; **36**: 811-823
2）Nogami A. PACE. 2011; **34**: 624-650
3）Baench D, et al. Circulation. 2003; **108**: 3011-3016
4）Berruezo A, et al. Circulation. 2004; **109**: 1842-1847
5）Daniels DV, et al. Circulation. 2006; **113**: 1659-1666
6）Piers SRD, et al. Heart Rhythm. 2014; **11**: 1031-1039

11 wide QRS tachycardia の鑑別：治療方針の決め方

・wide QRS tachycardia の大半は心室頻拍であるが，変行伝導（脚ブロック）を伴う上室頻拍であることも少なくない．治療方針に関わるため，その鑑別は重要である．
・可能な限り 12 誘導心電図を記録し，鑑別診断に努めることが重要である．モニター心電図の記録では正しい診断はできないことが多い．
・房室解離や洞調律による心室捕捉といった特徴的な所見を認めれば，ほぼ心室頻拍である．
・12 誘導記録の QRS 極性から，心室頻拍と変行伝導を伴う上室頻拍は高い精度で鑑別が可能である．
・上室頻拍が疑われる場合は，ATP 静注に対する反応により，鑑別に繋がる情報が得られる．

wide QRS tachycardia とはなにか

QRS 幅が 120 msec（0.12 秒）を超える頻拍を wide QRS tachycardia と呼ぶ．心室頻拍（VT）のみならず，上室頻拍に脚ブロックを合併している場合（変行伝導）や，副伝導路（WPW 症候群）によりデルタ波を伴う上室頻拍も wide QRS tachycardia となる（**表1**）．しばしば緊急症として遭遇する病態であり，正確な診断が得られるまでは VT を第一に考慮して対応する．一方，12 誘導心電図の観察をはじめ，経時的に情報収集に努め，経過を通して鑑別を繰り返すことも正しい診断を得るために重要である（**図1**）．

表1．wide QRS tachycardia を呈する不整脈

① 心室頻拍
② 変行伝導，脚ブロック，心室内伝導障害を伴う上室頻拍
　心房頻拍，心房粗動，心房細動，発作性上室頻拍などにおいて
　　1）頻拍中に生じた機能的脚ブロック（変行伝導）
　　2）もともと脚ブロックを有する症例に上室頻拍を生じた場合
③ 副伝導路を順行する頻拍症
　・WPW 症候群の症例で上室頻拍（いわゆる偽性心室頻拍）を生じた場合
　・逆行性房室リエントリー性頻拍を生じた場合

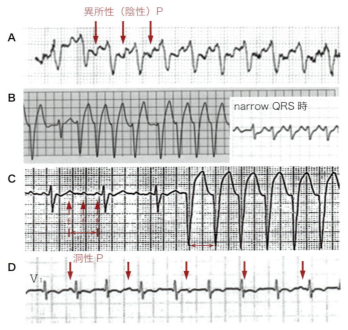

図1. wide QRS tachycardia の例
A〜C は上室頻拍の変行伝導で，D のみ心室頻拍である．
A：陰性の異所性 P 波が観察され，上室性を疑うことができる．下位右房起源の心房頻拍で左脚ブロック型変行伝導を伴っていた．
B：モニター記録で wide QRS tachycardia を認めたが，観察中にまったく同じレートで narrow QRS のこともあり，継時的観察から変行伝導であることが伺えた．右房マクロリエントリー性心房頻拍で左脚ブロック型変行伝導を伴っていた．
C：心房粗動中に認めた wide QRS tachycardia．粗動波の周期の 2 倍の RR 間隔を示すことから変行伝導（2:1 房室伝導）を疑うことができる．RR 間隔が短縮した心拍から左右いずれかの脚の不応期にぶつかり，wide QRS に変化するのは変行伝導に特徴的でもある．
D：QRS 幅が狭く，上室頻拍として加療されていた症例であるが，房室解離を示す P 波（↓）が観察され，心室頻拍と診断できる．

QRS 幅を決めるものはなにか

　正常な QRS 幅は 100 msec 以内である．これは心室の活動電位の伝播が 100 msec 以内に完了していることを意味する．心室の興奮伝播を支えるのは刺激伝導系（伝導路）の脚〜プルキンエ線維であり，優秀な高速ケーブル（伝導速度は約 4 m/秒）として機能している．これは心室収縮の同期性を確保するための合理的なシステムである（「1. 脚ブロックと心室内伝導障害」，「18. QT 短縮症候群」参照）．言い換えれば，正常な伝導路を下行する心拍以外はすべて wide QRS tachycardia になりうる．作業心筋から発生した活動電位（異所性興奮）は，心筋細胞（線維）を接続する gap junction などを経て伝播する．その伝導速度は約 0.4 m/秒と遅く，心室期外収縮や VT では活動電位が心室全体に伝播するのに時間がかかり，wide QRS tachycardia となる．上室頻拍で伝導路を下行してき

11. wide QRS tachycardia の鑑別：治療方針の決め方

表2. wide QRS tachycardia の鑑別手順

① 洞性 P 波を探すことによる房室解離の証明
② 洞調律による心室捕捉（融合収縮）を探す
③ 12 誘導心電図における QRS 極性からの鑑別
④ 非発作時の波形や継時変化の比較
⑤ ATP などの薬物に対する反応の観察

たものの，脚ブロック（機能的ブロックの場合を変行伝導という）のため作業心筋を介した伝導になると，やはり wide QRS tachycardia となる（「1. 脚ブロックと心室内伝導障害」参照）．また，顕性 WPW 症候群の患者が心房細動 / 心房頻拍を生じると wide QRS tachycardia となり，偽性心室頻拍（pseudo VT）として有名である（p57 **図 2** 参照）．副伝導路（Kent 束）を順行し，伝導路を逆行する逆行性房室リエントリー性頻拍（antidromic AVRT）を生じた場合も wide QRS tachycardia となる．以上の機序を押さえておけば，**表 1** の鑑別項目は覚えずとも容易に理解できる．

wide QRS tachycardia の心電図例

図1に 4 例の wide QRS tachycardia 波形を挙げる．A〜C は上室頻拍の変行伝導，D のみが心室頻拍である．奇しくも D が最も QRS 幅が狭い．モニターや単一の誘導，限られた時間の心拍の観察では正確な診断が難しいことが分かる．

P 波に着目しよう：房室解離と洞調律による心室捕捉

wide QRS tachycardia の病型診断をする上での観察項目を**表 2** に列挙する．P 波と QRS 波の関係に注目することは重要である．上室頻拍であれば P 波（心房粗動なら F 波）と QRS 波の関係に必ず規則性がある（**図 1-A**，**図 5-A**）．一方，P 波と QRS 波とが無関係に存在する"房室解離"を認めれば，ほぼ心室頻拍と診断できる（**図 1-D**，**図 2**）．心電図をただ眺めるだけでは見逃すので，ディバイダーを駆使して QRS 波や ST-T に埋没した P 波をよく観察する．また，wide QRS tachycardia 中に洞調律による心室捕捉（narrow QRS の融合収縮）を認めるのも VT に特異的な所見であり，VT と診断できる（**図 2**）．いずれの所見も速い VT では認めにくく，指摘できなくても VT でないとはいえないことは留意すべきである．

12 誘導心電図における QRS 極性による鑑別法

QRS 極性から，上室頻拍の変行伝導と心室頻拍をある程度鑑別することが可能である（**図 3**）．これらの観察項目は必ずしも感度や特異度が高くないので，1 つの所見で診断を決めつけないよう留意が必要であるが，知っておくと大変有用である．

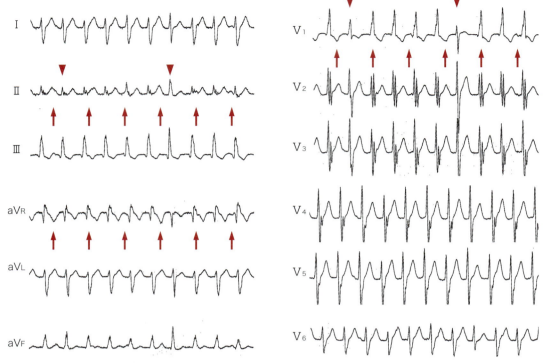

図 2. 左室起源特発性心室頻拍（右脚ブロック右軸偏位）
心室頻拍中に洞性 P 波（↑）を認め，房室解離が証明される．さらに頻拍中に洞調律による心室捕捉（▼）も認め，これも房室解離の所見である．以上より心室頻拍と診断できる．

1. QRS 幅

　　単純に著しい wide QRS tachycardia は VT の可能性が高く，QRS 幅 140 msec（0.14 秒）が 1 つの目安である．しかし例外もあり，例えば左室起源特発性 VT（ベラパミル感受性 VT；図 2）や脚枝間リエントリー性 VT は伝導路を回路に含むため，VT としては比較的 narrow QRS になりやすい．一方，器質的心疾患により心室内伝導が著しく障害されている場合や，抗不整脈薬の血中濃度上昇などにより心筋の伝導速度が遅延している場合には，変行伝導を伴う上室頻拍でも著明な wide QRS tachycardia をきたすこともある．

2. 左軸偏位

　　QRS 電気軸は重要な情報である．変行伝導は病的ながら伝導路に由来する心室興奮なので，極端な左軸偏位や上方軸にはなりにくい．したがって高度左軸偏位（< −30°），特に北西軸のような極端な軸偏位はそれだけで VT の可能性が高い．

3. 左脚ブロック＋右軸偏位

　　また，左脚ブロック型＋右軸偏位の組み合わせは右室流出路起源の VT でしばしば認めるが，伝導路を介してはまず起こらない極性であり，VT の可能性が高い．

QRS評価項目		心室頻拍	上室頻拍の変行伝導
QRS幅		>0.14秒が多い	<0.14秒が多い
左軸偏位（<−30°）		しばしばある	少ない
左脚ブロック＋右軸偏位		認めればほぼ心室頻拍	極めてまれ
胸部誘導におけるconcordant型（RS型がない）		ほぼ心室頻拍である	認められない（ただしWPW症候群ではありうる）
胸部誘導にRS型がある場合のR波の開始点からS波最下点までの時間		>0.10秒のことがある	<0.10秒が多い
胸部誘導 V_1/V_6 に着目した鑑別法			
右脚ブロック型	V_1	単相性 taller left rabbit ear　二相性 qR Rs 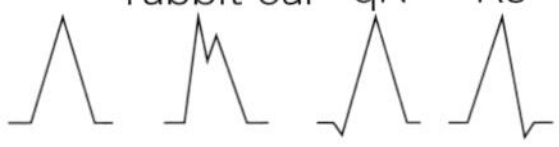	三相性 rSR rR 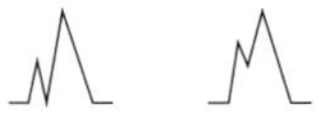
	V_6	rS QS R/S<1	Rs qRs R/S>1 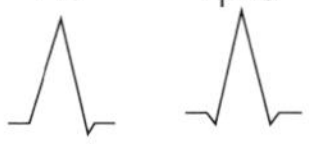
左脚ブロック型	V_1 の始まりからS波最下点まで	>0.07秒のことがある	<0.07秒が多い
	$V_{1/2}$ のS波のnotch	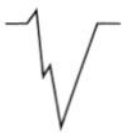 あり	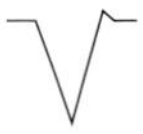 なし
	V_6	QR QS 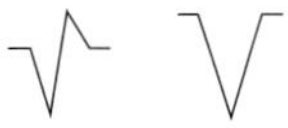	単相性R 三相性 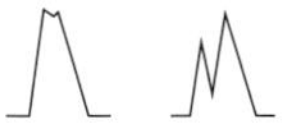

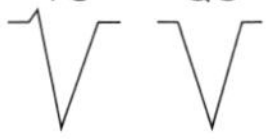

図3. QRS極性による wide QRS tachycardia の鑑別法

4. 胸部誘導に RS 型がない場合

胸部誘導がすべて陽性（R型）あるいは陰性（S型）の場合を concordant 型と呼び，これも VT の可能性が高い所見である．胸部誘導が positive concordant になるのは心室興奮の起源部位が僧帽弁輪部のときの特徴であり，negative concordant は心尖部起源の特徴である．伝導路経由では原則的に心室中間部が興奮開始部位であり，このような極性はまず見られない．例外として WPW 症候群で左側 Kent 側を順伝導する頻拍症では僧帽弁輪部が興奮開始部位であるので positive concordant となるが，非発作時にデルタ波を認めれば鑑別は難しくないだろう．

5. 胸部誘導に RS 型がある場合

胸部誘導に RS 型を認める場合は，R波の開始点から S波の最下点までの時間を計測し，100 msec（0.10秒）を超える場合には VT の可能性が高い．

6. 胸部誘導の V_1・V_6

さらに，V_1 および V_6 誘導の観察も有用である．右脚ブロック型 QRS波の場合には，

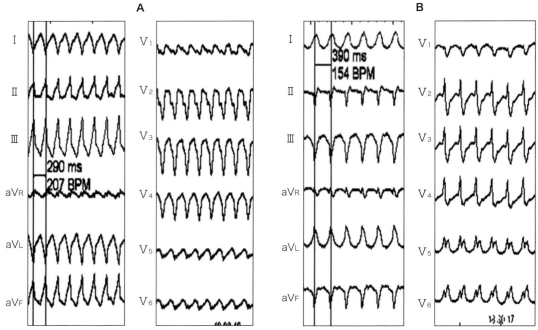

図 4. 心室頻拍症例
A：心筋症（心サルコイドーシス）に合併した心室頻拍
B：陳旧性心筋梗塞に合併した心室頻拍

VT であれば V_1 誘導で単相性ないし二相性の QRS 波, V_6 誘導では S 波有意が多いのに対し, 変行伝導では V_1 誘導では三相性でかつ後方成分の R 波優位（rSR 型）になり, V_6 誘導で R 波優位のことが多い. 左脚ブロック型 QRS 波の場合は, V_1 誘導における R 波開始点から S 波最下点までが 70 msec（0.07 秒）以上, あるいは S 波の下行脚に notch があると VT の可能性が高い. また, V_6 誘導の QR あるいは QS 型は VT の可能性が高くなる.

症例を図 4 に示す. A は心筋症（心サルコイドーシス）に合併した速い VT である. 房室解離の検証は不可能であるが, 200 msec を超える幅の広い wide QRS tachycardia で, 胸部誘導はほぼ negative concordant 型である. 電気生理検査では左室側壁起源の VT であった. B は陳旧性心筋梗塞に伴う VT で, 電気軸は高度左軸偏位（-30°）を示し, 胸部誘導は左脚ブロック型を示す. 胸部誘導の R 波開始から S 波最下点までの時間は 0.10 秒を超え, さらに $V_{1/2}$ の S 波に notch を認め, いずれも VT らしい所見である.

継時変化や病歴聴取の重要性

1 枚の心電図ですべて判断するのではなく, 非発作時の波形との比較, 継時変化の観察は正確な診断に近づく上で重要である. また, 病歴や疾患背景, 内服歴も考慮して心電図を観察すべきである.

11. wide QRS tachycardia の鑑別：治療方針の決め方

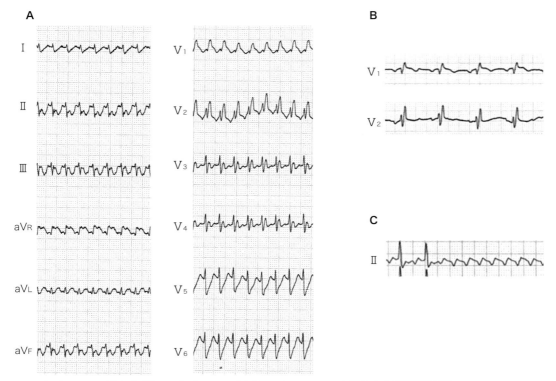

図 5. 脚ブロック（変行伝導）により wide QRS tachycardia を呈した心房粗動症例
A：通常型心房粗動（1:1 伝導）に右脚ブロックを合併し，wide WRS tachycardia を示した症例．典型的な右脚ブロック波形であり，基線の鋸歯状波も読めなくはないが，診断には他の情報も欲しいところである．
B：同じ症例の洞調律時．右脚ブロックを認め，頻拍中も同様の QRS を示しており，A が右脚ブロックのため wide WRS tachycardia を示した心房粗動であることを裏づける．
C：別の心房粗動症例であるが，2:1 伝導では基線が分かりにくいため ATP を投与し，QRS 波を欠落させると鋸歯状波が明らかとなり，心房粗動と診断できる．

　　図 5，図 6 はいずれも脚ブロック（変行伝導）により wide QRS tachycardia を呈した心房粗動症例である．**図 5** の症例は右脚ブロック型の wide QRS tachycardia（**図 5-A**）を呈しているが，洞調律時の波形（**図 5-B**）でも右脚ブロック波形であり，上室頻拍でも wide QRS tachycardia を呈する症例であることが分かる．**図 6** の症例は左脚ブロック型の wide QRS tachycardia（**図 6-A**）を呈している．数分後に心拍数が低下した際に再度 12 誘導心電図を記録すると，鋸歯状波（粗動波）が明らかとなり，さらに RR 間隔がきれいに 2 倍（心拍数が半分）になっている．これらを考え併せると，当初 1:1 伝導時に左脚ブロック型変行伝導をきたしていたと考えるのが妥当である．本症例には器質的心疾患はなく，心房細動のために Na^+ チャネル遮断薬（シベンゾリン）を内服中であった．器質的心疾患がなくても特発性 VT はありうる．しかし，左軸偏位を呈しており，右房低位・三尖弁輪などを起源とする特発性 VT は流出路起源（下方軸を呈する）に比べてまれな疾患である．すなわち疾患疫学を考慮することも需要である．

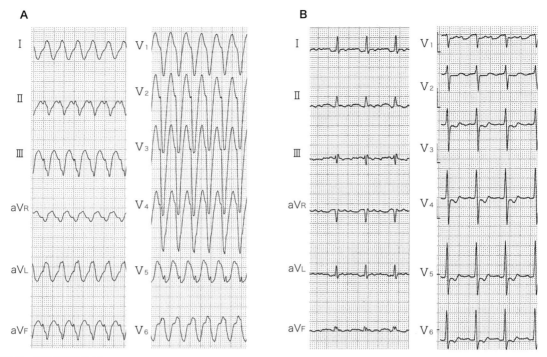

図6. 変行伝導の例
A：救急搬送直後の心電図
B：同じ症例の数分後の記録．器質的心疾患はなく，心房細動のためシベンゾリン内服中であった．数分の経過で心拍数が半分（200拍/分→100拍/分）となり，基線に規則的鋸歯状波が見える．同時にnarrow QRSになっている．経過から，シベンゾリンのNa^+チャネル遮断によりレートの遅い心房粗動をきたし，1:1伝導時に左脚ブロックを合併し，wide WRS tachycardiaを呈したと推測できる．肺静脈隔離術と右房峡部アブレーションで根治した．

ATPを使うことの診断的意義

　　　　wide QRS tachycardiaで上室性の変行伝導が疑われる場合には，アデノシン三リン酸（ATP）投与で情報が得られる場合がある．ATPは急速静注により一過性の房室ブロックを誘発し，頻拍の種類により様々な反応を示すので鑑別に有用である（**表3**）．上室頻拍のうち，房室結節回帰性頻拍（AVNRT）や，房室回帰性頻拍（AVRT）は房室結節を回路に含む頻拍であり，ATPにより頻拍が停止する．すなわち，即座に診断と治療にもなる．心房粗動を含む心房内リエントリー性頻拍や心房細動の際は，頻拍回路はATPで抑制されないため心房内の頻拍は維持されるが，QRS波が脱落するため，粗（細）動波が明らかになる（**図5-C**）．VTの場合は，一部の流出路起源特発性心室頻拍を除いてATPによる抑止効果は認められないため，心電図上反応がないことが多い．ただし，ATPは短時間であれ房室伝導抑制や血管拡張作用で血行動態を悪化させるので，重篤なショック状態では用いるべきではない．

表 3. wide QRS tachycardia で ATP を投与したときの反応からの鑑別

① 頻拍が停止する
　　→いわゆる上室頻拍の変行伝導：房室結節回帰性頻拍と房室回帰性頻拍
　　→巣状心房頻拍の一部
　　→流出路起源特発性心室頻拍の一部
② 房室ブロックにより一過性に QRS 波が脱落するが，心房は頻拍のままであり続ける
　　→心房内リエントリー性頻拍（心房粗動を含む）
③ 影響を受けない
　　→心室頻拍
　　→副伝導路を下行する上室頻拍（偽性心室頻拍）

心臓電気生理検査（EPS）の役割

　　心電図で wide QRS tachycardia の鑑別が困難な場合，心臓電気生理検査が診断に有用である．心内心電図での心房・心室電位の明確な記録により，房室解離を証明できることがしばしばである．例外的に VT 以外で房室解離を認めるのは接合部頻拍（junctional tachycardia）や房室結節リエントリーで上位共通路（upper common pathway）にブロックがある場合が挙げられる．逆行性室房伝導により VT 中に 1:1 で心房興奮が追従する場合があるが，頻拍の起こり方や His 束電位が v 波に先行せずむしろ v 波に埋もれるか遅れて認められること，ATP 投与により VT 中に室房伝導がブロックされることから鑑別が可能である．

　　wide QRS tachycardia は，心電図を読み解くことで上室性か心室性かの鑑別はかなり正確に可能である．最終診断は電気生理検査（心臓カテーテル）も有用であるが，事前の心電図診断の重要性が減るものではない．上室性の変行伝導であるのに誤って持続性心室頻拍と診断すると，不要な植込み型除細動器を植込んでしまう可能性さえあり，適切な診断は方針決定に不可欠である．心電図を理解し，ベッドサイドでダイナミックに診断と治療を行うことはやりがいも大きく，症例を大事にして研鑽を積んでいきたい．

文　献

1）井上　博ほか（編）：EPS 臨床心臓電気生理検査，改訂第 2 版，医学書院，東京，2007
2）Brugada P, et al. Circulation. 1991; **83**: 1649-1659
3）向井　靖．救急集中治療．2013；**25**：554-561

12 | J波症候群：早期再分極パターンの考え方

- J波症候群の主な疾患は早期再分極症候群と Brugada 症候群である.
- J波とは QRS 終末部の notch または slur をいう.
- 早期再分極パターンとは, V_1〜V_3 誘導を除く隣接する 2 つ以上の誘導で Jp≧ 0.1 mV の J波を認め, J波のない誘導で QRS 幅＜120 msec と定義されている.
- 早期再分極症候群とは, 器質的心疾患がなく, 心室頻拍/心室細動と関連する早期再分極パターンを認めることをいう.
- J波, 早期再分極パターンは健常者に多く認められるが, 心筋虚血, 心不全, 低体温, 薬剤などの外因が重なって初めて不整脈発生の素地になると考えられる.

J波症候群の昔と今

J波症候群とは多形性心室頻拍, 心室細動 (VF) の発生に関連する J波を共有する疾患の総称として 2004 年に初めて提唱され, Antzelevitch, Yan による 2010 年の総説によって広く知られるようになった[1]. 2016 年に初めて J波症候群のコンセンサスレポートが発表され, 早期再分極症候群と Brugada 症候群の 2 つが主な疾患として詳述された[2]. 本項では J波症候群のうち早期再分極症候群について述べる.

J波とはなにか

QRS 群から ST 部分への急峻な移行部, または QRS 群と ST 部分の接合部を J点という. ST 上昇, ST 低下は基線 (QQ 間隔＝先行する心拍と計測する心拍の QRS 起始部を結ぶ線) からこの J点への距離で評価されてきた. J点の上向きの振れが円蓋状・瘤状のものを J波という[3]. J波の明確な定義は見当たらないが, 現在では QRS 終末部の notch または slur が J波とされている[2]. 二重表現だが, 慣習で notched J波, slurred J波と表現されることが多い (**図1-B**). J波と同様の心電図変化は低体温 (Osborn 波), 高カルシウム血症, 頭部外傷, くも膜下出血などで出現することが知られていたが, 1995 年の Gussak らの報告[3] によって J波が注目されるようになった. 彼らはこの J波の総説において, 1992 年 Brugada らによって報告された Brugada 症候群, 1993 年 Aizawa らによって報告された早期再分極を伴う特発性 VF のいずれもが, VF 発生に関連する J波を有し

12. J波症候群：早期再分極パターンの考え方

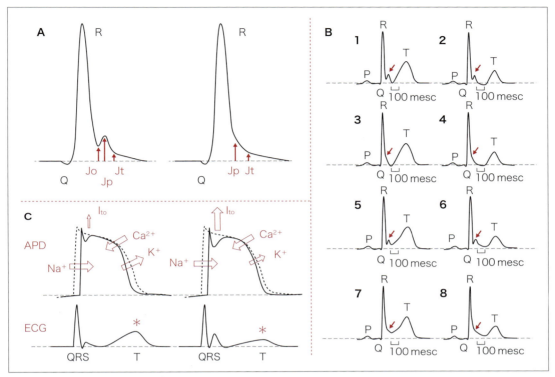

図1．早期再分極パターンの計測
A：QRS終末 notch，slur の計測方法
左：QRS終末 notch の起点を Jo，頂点を Jp，終点を Jt，Jo-Jt 間隔を notch 幅，基線からの Jp の高さを J 点上昇の高さ，Jt の高さを ST の高さとする．
右：QRS終末 slur は起点を Jp，終点を Jt として，Jp-Jt 間隔を slur 幅，基線からの Jt の高さを ST の高さとする．ST 部分の傾斜（ST segment slope）は Jt から 100 msec 後方が Jt より高ければ上昇型（upward sloping），低ければ水平/下降型（horizontal or downward sloping）と判断する．水平の点線は基線（QQ 間隔；先行する心拍と計測する心拍の QRS 起始部を結ぶ線）を示す．

B：J波（QRS 終末 notch，slur）の出現様式
・1～4 は ST 上昇のない（＝ Jt の基線からの上昇なし）J 波．1 は ST 上昇のない上昇型 ST 部分を伴う notched J 波，2 は ST 上昇のない下降型 ST 部分を伴う notched J 波，3 は ST 上昇のない上昇型 ST を伴う slurred J 波，4 は ST 上昇のない下降型 ST 部分を伴う slurred J 波．
・5～6 は ST 上昇のある（＝ Jt の基線からの上昇あり）J 波．5 は ST 上昇のある上昇型 ST 部分を伴う notched J 波，6 は ST 上昇のある下降型 ST 部分を伴う notched J 波，7 は ST 上昇のある上昇型 ST 部分を伴う slurred J 波，8 は ST 上昇のある下降型 ST 部分を伴う slurred J 波．J 波（QRS 終末の notch，slur）を伴わない ST 上昇は ERP の判断に用いない．陽性 T 波を図示したが陰性 T 波にもなりうる．矢印は Jp を示す．

C：心筋活動電位の変化と心電図の関係（再分極仮説）
左図が正常時，右図が J 波増高時．点線が心内膜側，実線が心外膜側．右図のように心外膜側の一過性外向き K^+ 電流（I_{to}）が大きくなると遅延整流 K^+ 電流（K^+）が小さくなるため，心外膜側の notch が深くなり活動電位持続時間が延長する．そのため，心電図では notched J 波が顕在化し，T 波は減高，Q-T_{peak} 間隔は延長する．
Q-T_{peak} 間隔＝QRS 起始部と T 波頂点（＊）の間隔
[A・B は Macfarlane PW, et al. J Am Coll Cardiol. 2015; **66**: 470-477 より，C は Yan GX, et al. Circulation. 1996; **93**: 372-379 より作成]

ている可能性を初めて指摘した.

早期再分極パターンとはなにか

早期再分極パターン（early repolarization pattern：ERP）は単に早期再分極（ER）とも表記される．本項では ERP に統一する．ERP は ST 上昇の正常亜型で良性所見とされてきたが，2008 年の Haïssaguerre らによる報告[4]によって認識が大きく変化した．彼らは ERP を「下方誘導（Ⅱ・Ⅲ・aVF 誘導），側方誘導（Ⅰ・aVL・V$_4$～V$_6$ 誘導）のいずれかまたは両方の，2 つ以上の誘導における slurring または notching を伴う J 点上昇≧1 mm」と定義した症例対照研究から，特発性 VF による突然心停止（SCA）蘇生例は対照例と比較して ERP が有意に多いことを報告した．その後，ERP に関する多くの研究が報告されたが，定義が統一されていないことが問題だった．

ERP の定義

Macfarlane らは 2015 年に ERP のコンセンサスペーパーを発表し[5]，QRS 終末の notch，slur の計測方法，ST 部分の傾斜（ST segment slope）の評価方法（上昇型 ST 部分，水平 / 下降型 ST 部分）を取り決め（**図 1-A**），ERP を以下の 3 つの条件を満たす場合と定義した.

①R 波下降部の QRS 終末に notch または slur があり，これらがすべて基線（QRS 起始部）より上にある.
②V$_1$～V$_3$ 誘導を除く，隣接する 2 つ以上の誘導で Jp≧0.1 mV（Jp の説明は**図 1-A** 参照）
③QRS 幅＜120 msec（notch，slur のない誘導で計測）

彼らはあえて J 波という表現を避けているが，これは「V$_1$～V$_3$ 誘導を除く隣接する 2 つ以上の誘導で Jp≧0.1 mV の J 波を認め，J 波のない誘導で QRS 幅＜120 msec」と言い換えることができる.

早期再分極症候群とはなにか

早期再分極症候群（early repolarization syndrome：ERS）とは ERP を有する症例を意味し，ERP と同様もともとは良性とされていた．ERP に対する認識の変化に伴って早期再分極症候群の意味も変化し，現在では心室頻拍（VT）/VF と関連する ERP を有し，器質的心疾患のないものを早期再分極症候群という[2]．Antzelevitch ら[1]は側方誘導（Ⅰ・V$_4$～V$_6$ 誘導）に J 波を認めるものは ERS タイプ 1，下方誘導（Ⅱ・Ⅲ・aVF 誘導）または下側方誘導に J 波を認めるものは ERS タイプ 2，下側方および右前胸部誘導にも J 波を認めるものは ERS タイプ 3 に分類している．J 波症候群の概念では，右前胸部誘導の coved 型 ST は幅の広い J 波と考えられている．ERS タイプ 3 は，下側方誘導に J 波を伴う Brugada 症候群として見掛けられる.

12. J波症候群：早期再分極パターンの考え方

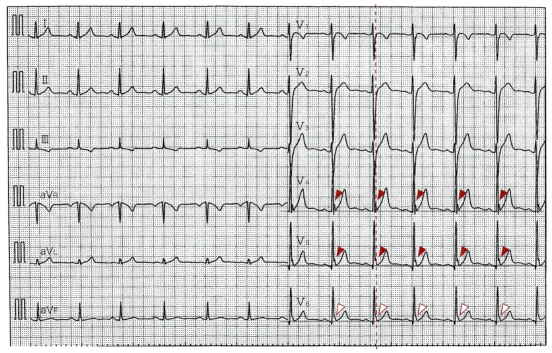

図 2. 早期再分極症候群（ERS タイプ 1）：29 歳男性の 12 誘導心電図
VF による SCA 蘇生・ICD 植込み後．V₄・V₅ 誘導の notched J 波（▼）出現と同じタイミングで V₆ 誘導に slurred J 波（▽）を認めている．V₁〜V₃ 誘導の S 波終末はそれらの鏡面像のようにゆるやかに立ち上がっている．V₄ 誘導の Jp 0.4 mV，Jt 0 mV，Jo-Jt 20 msec，V₅ 誘導の Jp 0.35 mV，Jt 0 mV，Jo-Jt 20 msec，V₆ 誘導の Jp 0.3 mV，Jt 0 mV，Jo-Jt 20 msec（3 拍目で計測），肢誘導で QRS 幅 80 msec．V₄〜V₆ 誘導はいずれも Jt 高＜Jt100 高であり上昇型 ST 部分と判定．これらの所見より，V₄〜V₆ 誘導に ST 上昇のない上昇型 ST 部分を伴う ERP といえる．実線の水平線は基線，点線の垂線は Jp のタイミングに合わせている．
Jt 高：Jt の基線からの高さ，Jt100 高：Jt の 100 msec 後の基線からの高さ

J 波のメカニズム

1996 年に Yan らは[6]，イヌの動脈灌流心室筋切片を用いた実験的モデルで，心外膜側の一過性外向き K⁺ 電流（transient outward current：I_to）が関与する心室筋の再分極相における貫壁性電位勾配によって J 波の機序を説明し，phase 2 リエントリー（心外膜の心筋活動電位のばらつきから生じる期外収縮）によって VF が惹起されることを示した．これを再分極仮説といい，J 波のメカニズムとして支持されている．推定されている心内外膜の心筋活動電位の変化と心電図の関係を**図 1-C** に示す．J 波のメカニズムを脱分極異常で説明（脱分極仮説）する専門家もおり議論が続いているが，J 波症候群の多形性 VT/VF の発生・維持には再分極・脱分極の双方が関与していると考えられる[2]．

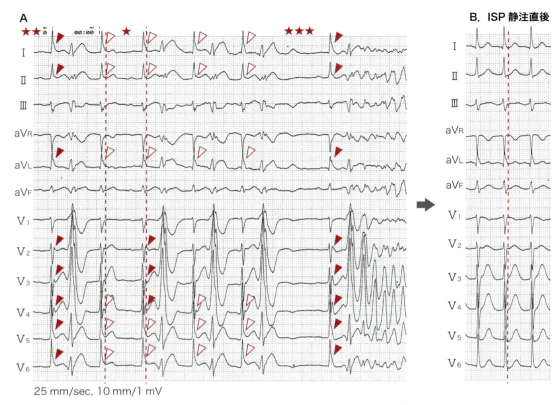

図3. ERSタイプ3：49歳男性のVF発生時およびISP静注直後の12誘導心電図
A：Ⅰ・aVL誘導に下降型ST部分を伴うslurred J波，Ⅱ・V₄誘導に上昇型ST部分を伴うnotched J波，V₅・V₆誘導に上昇型ST部分を伴うslurred J波（▽），第1度房室ブロック（PQ間隔240 msec）を認め，連結期が比較的短く（360 msec），左室後乳頭筋起源と考えられるVPCが頻発している．J波を認めないⅢ・aVF誘導で計測したQRS幅は100 msecである．pause後（★）にV₂～V₄誘導のJ波は増高し（▼），先行するpauseが長くなると（★★）すべてのJ波が増高している（▼）．先行するpauseがさらに長くなると（★★★）J波が増高するとともにT波が減高，Q-T_peak間隔が延長（220 msec→320 msec）し，VPCの連結期は変化していないにも関わらずR on Tとなり，多形性VTを生じている．
B：ISPの点滴静注直後にJ波は消失し，VPCも認めなくなった．
VPC：心室性期外収縮，ISP：イソプロテレノール

典型的な心電図

　図2に，ERSタイプ1と診断したVFによるSCA蘇生後，植込み型除細動器（ICD）植込み後の29歳男性の12誘導心電図を示す．V₄～V₆誘導にST上昇のない上昇型ST部分を伴うJ波を認める．上昇型ST部分は水平/下降型ST部分より予後良好とされているが，本例はたびたびVFによるICD作動を認めている．高いJ波は予後不良であることが知られており[2]，本例ではV₄～V₆誘導のJpが0.3～0.4 mVと高いことがVF発生と関連している可能性がある．

　図3にERSタイプ3と診断した49歳男性の来院時の12誘導心電図を示す．本例は発作性心房細動発作時にピルシカイニド100 mgおよびベラパミル80 mgを頓服後にVT/

12. J波症候群：早期再分極パターンの考え方

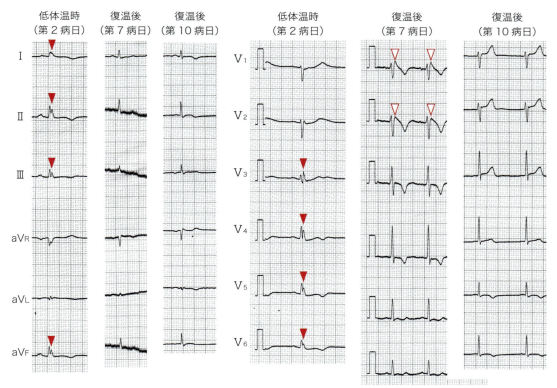

図 4. 低体温療法中に Osborn 波を認めた 32 歳男性，Brugada 症候群の SCA 蘇生例
低体温時（33℃），Ⅰ誘導に水平/下降 ST 部分を伴う slurred J 波，Ⅱ・Ⅲ・aV$_F$・V$_3$〜V$_6$誘導に水平型 ST を伴う notched J 波を認めた．これらは低体温に伴う J 波である Osborn 波と判断した（▼）．復温後の第 7 病日に自然発生の Brugada 型心電図（▽：V$_1$・V$_2$誘導に J 点上昇 ≧2 mm の coved 型 ST＋陰性 T 波）を認めたが，他の誘導に J 波を認めない．第 10 病日はすべての誘導で J 波を認めない（V$_1$・V$_2$誘導に J 点上昇は認める）．

VF をきたした薬剤性の ERS である．Ⅰ・Ⅱ・aV$_L$・V$_2$〜V$_6$誘導に J 波を認め，左室後乳頭筋起源が疑われる心室性期外収縮（VPC）が頻発している．先行する長い RR 間隔後には I$_{to}$ が増強するため J 波が著明に増高し[8]，T 波が減高していると考えられる．Q-T$_{peak}$ 間隔も延長するため，VPC の連結期は変化していないにも関わらず，R on T から多形性 VT を生じている．イソプロテレノール点滴静注直後に J 波は消失し，VPC も認めなくなった．患者自身の希望により ICD 植込みは行わず，抗不整脈薬内服の禁止と心房細動アブレーションで経過観察したが，その後 5 年以上不整脈イベントを認めていない．**図 4** の心電図現象は薬剤で副交感神経優位にした状態でのピルシカイニド 50 mg およびベラパミル 5 mg の点滴静注によって再現可能であった．薬剤性の QT 延長症候群，Brugada 症候群と同様，薬剤性の ERS も存在することに留意すべきである．

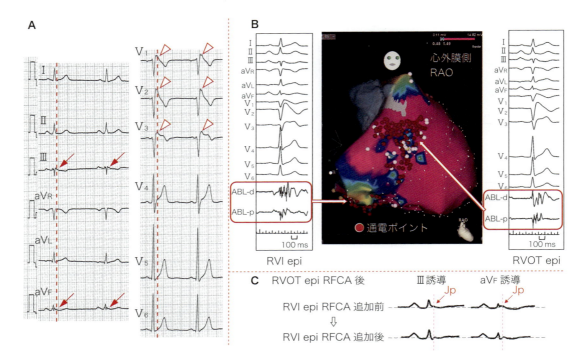

図5. 心外膜 RFCA を行った Brugada 症候群の 38 歳男性
A：12 誘導心電図．V₁〜V₃ 誘導の Brugada 型心電図（▽）を認める．Ⅲ誘導の rSr' 後に下降型 ST 部分を伴う notched J 波（Jp 0.05 mV），aVF 誘導の Rr' 後に下降型 ST 部分を伴う notched J 波（Jp 0.05 mV）を認めるが（↓），これは RFCA 前には認識されていなかった．
B：右室流出路心外膜側（RVOT epi）および右室下壁心外膜側（RVI epi）に分裂遅延電位を認めた．RVOT epi への RFCA で V₁・V₂ 誘導の陰性 T 波は陽転化したが，Ⅲ・aVF 誘導の小さな J 波は不変だった．
C：RVI epi への RFCA 追加でⅢ・aVF 誘導に S 波が出現し，J 波は不明瞭となった．
RFCA：高周波カテーテルアブレーション

非典型的な心電図

　図4にSCA 蘇生後の低体温療法中にOsborn波を認めた32歳男性の12誘導心電図を示す．低温で認められるJ波は古くからOsborn波として知られている[3]．低体温中にⅠ・Ⅱ・Ⅲ・aVF・V₃〜V₆ 誘導にJ波を認めた．復温後の第7病日にこれらは消失したが，右前胸部誘導に自然発生のBrugada型心電図を認めたため，Brugada症候群と診断した．復温後はOsborn波を認めた誘導にJ波を認めていない．Osborn波とBrugada型心電図のJ波の機序はほぼ同様と考えられているが[1]，心外膜側心筋部位のイオンチャネルの分布，密度によって体温に対する反応が異なる可能性があり興味深い．

　図5-AにVFによるICD頻回作動のため高周波カテーテルアブレーション（RFCA）を施行したBrugada症候群の38歳男性の12誘導心電図を示す．心内膜側は異常なく，心外膜側の右室流出路（RVOT epi）および右室下壁（RVI epi）に分裂遅延電位を認めた（図5-B）．心電図をよく見ると，Ⅲ・aVF 誘導に下降型 ST を伴う低電位の notched J 波（Jp = 0.05 mV）を認めた．過去の心電図を見直すとBrugada型心電図はほとんど変化し

12. J波症候群：早期再分極パターンの考え方

表1. 上海スコアシステムによる早期再分極症候群診断の提案（2016年）

Ⅰ．病歴	スコア
A. 原因不明の心停止または記録されている心室細動 / 多形性心室頻拍	3点
B. 不整脈が原因と疑われる失神	2点
C. 機序 / 原因不明の失神	1点
このカテゴリーからスコアが高いものを1つだけ適用する	

Ⅱ．12誘導心電図	スコア
A. 水平型 / 下降型ST部分を伴う早期再分極≧0.2 mVを下壁および / または側壁の2つ以上の誘導で認める	2点
B. J点上昇（≧0.1 mV）の変動を下壁および / または側壁の2つ以上の誘導で認める	1.5点
C. ≧0.1mVのJ点上昇を2つ以上の下壁および / または側壁誘導で認める	1点
このカテゴリーからスコアが高いものを1つだけ適用する，必ず1つ選択する	

Ⅲ．携帯型心電図モニタリング	スコア
A. 連結期の短い心室性期外収縮のR波をT波の上行脚または頂点に認める	2点

Ⅳ．家族歴	スコア
A. 親族に明らかな早期再分極症候群	2点
B. 2親等以上に上記のⅡ.A.心電図パターン	2点
C. 1親等に上記のⅡ.A.心電図パターン	1点
D. 1親等または2親等に45歳未満の原因不明の心臓突然死	0.5点
このカテゴリーからスコアが高いものを1つだけ適用する	

Ⅴ．遺伝子解析結果	スコア
A. 早期再分極症候群に関与する遺伝子の病的変異の可能性	0.5点

スコア（1つ以上の心電図所見を要する）
≧5点　：おそらく／確実に早期再分極症候群
3〜4.5点：早期再分極症候群の可能性あり
<3点　：診断に不十分

［Antzelevitch C, et al. Heart Rhythm. 2016; **13**: e295–e324 を和訳して作成］

ないが，このJ波には日差変動が認められた．RVOT epiへRFCAによってBrugada型心電図の陰性T波は陽転化し，RVI epiへのRFCA追加でⅢ・aVF誘導にS波が出現してJ波は不明瞭となった（**図5-C**）．心外膜RFCA後にBrugada型心電図は完全に正常化しなかったが，ICD作動は認めなくなった．下方誘導にERPを伴うBrugada症候群は予後不良であることが知られているが，本例のように心外膜側の異常電位の広がりが大きいことがその一因と考えられる[7]．Brugada症候群，ERPでは小さいJ波であってもSTの傾斜，日差変動の有無を慎重に評価する必要がある．

診断へのヒント

　2016年のJ波症候群に関するコンセンサスレポートは，Brugada症候群の診断スコアシステムとERSの診断スコアシステムをそれぞれ提示している．コンセンサス会議が開催された上海にちなんで上海スコア（Shanghai score）と呼ばれている．今後，その有用性を検証していく必要があるが，Brugada症候群，ERSを診断する上で重要な所見を網羅した分かりやすいスコアシステムである（**表1**）．

107

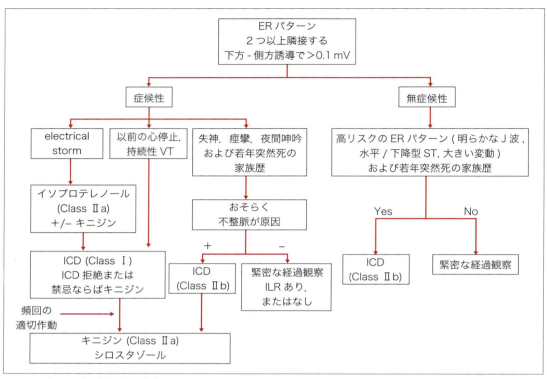

図 6. 早期再分極症候群の治療戦略
Class Ⅰ：推奨される，Class Ⅱa：有益である，適切である，Class Ⅱb：検討に値する．
[Antzelevitch C, et al. Heart Rhythm. 2016; **13**: e295-e324 を和訳して作成]

　QRS 終末の notch は心室内伝導障害（IVCD）でも認められ，偽性 J 波ともいう[5]．その成因は脱分極異常であり，器質的心疾患（虚血性心疾患，心筋症など）を有することが多い．ERS の J 波は通常 R 波下行脚の後半 50％以降で認められ，その前に認められる notch は伝導障害の可能性が高い[5]．ERS の J 波は**図 3** の症例のように長い RR 間隔後に増高することが多く[8]，偽性 J 波との鑑別所見となる．偽性 J 波では短い RR 間隔後に伝導障害が増強するため増高する[2]．

　ERS が疑われる症例で J 波を顕在化させる薬物負荷試験の方法は確立されていないが，**図 3** の症例で行ったように副交感神経優位な状態での Na^+ チャネル遮断薬，Ca 拮抗薬の併用が有効ではないかと考えている．

予後の予測，治療へのヒント

　J 波，ERP は健常者，特に若い男性や黒色人種および運動選手で多く認められるが，心筋虚血，心不全，低体温，薬剤などの外因が重なって初めて VT/VF 発生の素地になりうると考えられる．精査・加療が必要なのは SCA 蘇生後，VT/VF，失神を認めるもの，若年突然死の濃厚な家族歴を有する症例である．J 波症候群のコンセンサスレポート[2] が推奨する現時点での ERS の治療戦略を**図 6** に示す．ERS はペーシングを必要としない若い

症例が多く，ICD 適応の症例には完全皮下植込み型除細動器（S-ICD）が検討される．しかし，ERS に対する S-ICD のまとまった臨床成績はまだ報告されていない．わが国では ERS，Brugada 症候群に対する薬物療法として，Shinohara ら[9]によって報告されたシロスタゾールとベプリジル併用がよく用いられている．薬剤抵抗性で ICD 頻回作動を認める ERS 症例には RFCA も検討されるが，確立された方法はまだない．心内膜側中隔～下壁の異常プルキンエ線維網への RFCA の有効性が学会で発表されている．**図 5** の症例のように Brugada 症候群に伴う ERP には心外膜側への RFCA が有効と考えられる[7]．**図 3** の症例は J 波増高時に頻発した VPC の起源は左室後乳頭筋が疑われる．この症例に RFCA を検討する際には，J 波増高に関連して出現した VPC 起源近傍をマッピングするのが適切と思われる．

文　献

1）Antzelevitch C, et al. Heart Rhythm. 2010; **7**: 549-558
2）Antzelevitch C, et al. Heart Rhythm. 2016; **13**: e295-e324
3）Gussak I, et al. J Electrocardiol. 1995; **28**: 49-58
4）Haïssaguerre M, et al. N Engl J Med. 2008; **358**: 2016-2023
5）Macfarlane PW, et al. J Am Coll Cardiol. 2015; **66**: 470-477
6）Yan GX, et al. Circulation. 1996; **93**: 372-379
7）Maeda S, et al. HeartRhythm Case Rep 2015; **1**: 82-84
8）Aizawa Y, et al. J Am Coll Cardiol. 2012; **59**: 1948-1953
9）Shinohara T, et al. Heart Rhythm. 2006; **3**: 1082-1084

13 | 不整脈原性右室心筋症 / 異形成：
持続性心室頻拍の発現に注意

- 不整脈原性右室心筋症 / 異形成は心筋症の 1 病型であり，かつ遺伝性の疾患でもある．
- 右室優位の心筋の構造的障害と頻脈性心室不整脈を主徴候とする疾患である．
- 安静時の 12 誘導心電図で右側胸部誘導（V_1〜V_2/V_3 誘導）において ε 波を認める．
- 右室起源の心室頻拍（左脚ブロック型・上方軸）を呈し発見されることが多い．

不整脈原性右室心筋症の昔と今

　　不整脈原性右室心筋症（arrhythmogenic right ventricular cardiomyopathy：ARVC）は，1977 年に Fontaine ら[1] により初めて報告された疾患概念である．以前は独立した疾患単位で取り扱われ，不整脈原性右室異形成（arrhythmogenic right ventricular dysplasia：ARVD）と呼ばれていた．しかし，1995 年の世界保健機関（WHO）/ 国際心臓連合（ISFC）の提言により，拡張型心筋症，肥大型心筋症，拘束型心筋症と横並びの特発性心筋症の 1 つとして分類されるようになった[2]．一方，2006 年に米国心臓協会（AHA）が心筋症に関する新たな定義と分類を提唱したが，これでは ARVC は（遺伝性，後天性，混合性の中の）遺伝性の心筋症の 1 つとして分類されている[3]．興味深いことに，近年では提唱者に敬意を示すこともあって，不整脈原性右室心筋症 / 異形成（arrhythmogenic right ventricular cardiomyopathy/dysplasia：ARVC/D）と称するのが一般的となっている．

　　日本循環器学会の『拡張型心筋症ならびに関連する二次性心筋症の診療に関するガイドライン』で，臨床的に拡張型心筋症に類似した心筋症疾患群として ARVC/D について記載している．

疫学と病因

　　ARVC/D は青壮年期に発症することが多く，性別としては男性の方が多い．若年発症例ほど予後が悪い傾向にある．若年者やアスリートにおける心臓突然死の原因の 1 つとして知られている．運動耐容能は保たれるため，若年者では早期に発見することは難しく，死亡した後に剖検で診断されることもよくある．発現頻度は不明であるが，同じ特発性心筋症に分類される拡張型心筋症や肥大型心筋症に比べて明らかに少ない．病因について

表 1. ARVC/D の診断基準（2010 年改訂）（大基準の概略のみ提示）

Ⅰ．全体的 / 局所的障害と構造変化
画像診断（心エコー・心臓 MRI・右室造影）において局所的な akinesis，dyskinesis，あるいは aneurysm を認める
上記に加えて，心エコーと心臓 MRI では下記の項目のいずれかを認める
心エコー：長軸像で右室径≧32 mm，短軸像で右室径≧36 mm，または右室面積変化率≦33%
心臓 MRI：右室拡張末期容量 / 体表面積比≧110 mL/m^2（男性）・≧100 mL/m^2（女性），または右室駆出率が≦40%

Ⅱ．心室壁の組織所見
右室心内膜生検において残存心筋が＜60%で，線維置換を認める（脂肪置換は必須でない）

Ⅲ．再分極異常
心電図で右側胸部誘導（V$_1$〜V$_2$/V$_3$）で陰性 T 波を認める（条件として 15 歳以上で完全右脚ブロック≧120 msec がない）

Ⅳ．脱分極 / 伝導異常
心電図で右側胸部誘導（V$_1$〜V$_2$/V$_3$）でイプシロン（ε）波を認める

Ⅴ．不整脈
非持続性または持続性（左脚ブロック型・上方軸）の心室頻拍を認める

Ⅵ．家族歴
一親等血縁内に病理学的に診断あるいは遺伝学的に疑われた家族歴を有する

［Marcus FI, et al. Circulation. 2010; **121**: 1533-1541 より抜粋して作成］

は，遺伝子変異や炎症（感染）などいくつかの説が提唱されていたが，現在では AHA が提唱した分類から分かるように遺伝子変異に起因する疾患とされている．心筋細胞間の接着に関わるデスモゾーム蛋白に関連する遺伝子変異であることが多い．現在までに 10 種類以上の原因遺伝子が同定されている．

　初期の ARVC/D では，心電図で心室期外収縮を認める以外には特に自覚症状がないのが一般的である．その理由は，右室を中心とした心筋障害で，しかも右室全体に障害が及ぶことは比較的少なく，左室の構造および機能は保たれているからである．心室頻拍をきたした場合の症状についても，左室の機能が保たれているため，めまいや失神あるいは冷汗といった重篤な症状を呈することは少ない．ただし，進行が速く右室の心筋障害が広範囲に及ぶ ARVC/D では，頸静脈怒張，下肢浮腫，腹部膨満感などの右心不全症状が出現し，心室頻拍が発現するとこれに拍車を掛ける．

診断基準

　ARVC/D は，右室優位の心筋の構造的障害をきたすことで，右室の拡大と頻脈性心室不整脈を主徴候とする疾患と定義されている．1994 年にこの領域を専門とする国際特別委員会が出した診断基準が長らく使用されてきた[4]．しかし，これを改訂する形で 2010 年に ARVC/D に関する新たな診断基準の提案がなされた（**表 1**）[5]．診断項目（全体的 / 局所的障害と構造変化，心室壁の組織所見，再分極異常，脱分極 / 伝導異常，不整脈，家族歴）に変更はなかったが，大基準および小基準ともに細かい設定が多くなされた．

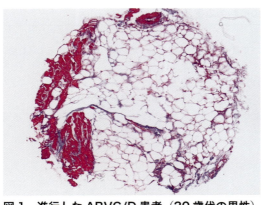 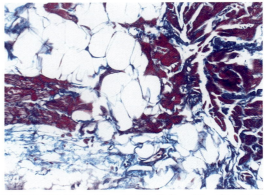

図1. 進行したARVC/D患者（20歳代の男性）の右室心筋生検像（左：アザン染色×40，右：アザン染色×200）
正常心筋組織（赤色）はわずかしか認められず，著明な脂肪浸潤（空胞）と線維化（青色部分）が認められ，組織学的にはARVC/Dの診断に矛盾しない．

　主な改訂としては，まず「全体的／局所的障害と構造変化」（画像診断所見）において細目が増えた．心エコーと心臓MRIにおいては計測値が盛り込まれた．「心室壁の組織所見」では，以前は脂肪線維置換と表現していたが，改訂では線維置換と記しており脂肪置換を必須としていない．その理由は，初期段階では脂肪変性を認めないからである．「再分極異常」では，年齢の設定と右脚ブロックを伴わない場合の判定ということが明記された．「脱分極／伝導異常」では，イプシロン（ε）を判定する誘導を明確化（V_1〜V_2/V_3誘導）し，加えて（**表1**には記載していないが）小基準での加算平均心電図による心室電位などの判定項目が細かくなった．「不整脈」については心室頻拍のタイプ（起源：右室心尖部／下壁領域）を記載した．「家族歴」では一親等血縁内であることを明記し，遺伝子診断を重視した内容になった．

病態生理学：検査所見の表れ方

　進行したARVC/Dの肉眼的（剖検）所見としては，進行例では右室心筋の表面が線維脂肪置換（変性）で黄色を帯びており，また右心腔が拡張し菲薄化しているため，一見して異常なのが分かる．線維脂肪変性は，右室の心尖部と下壁領域から始まり，右室流出路方向に向かって進むことが多い．組織学的（生検）所見としては，右室心筋細胞の脱落，線維化および脂肪浸潤を認める（**図1**）．右心不全症状を呈するARVC/Dでは，線維変性よりも脂肪変性の方が強い．心筋生検でこれらの所見が認められると，ARVC/Dが強く疑われる．

　血液検査では脳性ナトリウム利尿ペプチド（BNP）が上昇する．しかし，心筋障害が右室に限局するため，拡張型心筋症のように高値を示すことはまれである．胸部X線では異常はほとんど認められない．心エコーでは右室腔の拡大と壁運動低下が認められる（**図2**）．心臓MRIあるいは右室造影でも同様の所見が認められる．進行例では三尖弁閉鎖不全，末期には肺高血圧も伴うようになる．

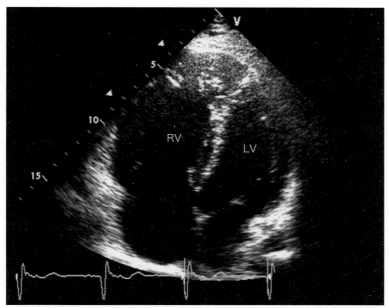

図2. ARVC/D患者（40歳代の女性）の心エコーの心尖部四腔断面像（拡張期）

右室腔の拡張を認め，左室腔が相対的に小さくなっている．
RV：右室，LV：左室

典型的な心電図所見と不整脈

　安静時の12誘導心電図では，右側胸部誘導（V_1〜V_2/V_3）において，①QRS終末部に遅延した電位［イプシロン（ε）波］を認めるのが特徴とされる．これに伴って，②陰性T波，③右脚ブロック様のQRS波幅の延長が見られる（図3）．右軸偏位を示すことも多く，右脚ブロックを呈することもしばしばある．完全右脚ブロックをきたした場合には，ε波を確認することは難しくなる．ε波にも様々なタイプがあり，断片化したタイプ，鋭いnotchタイプ，鈍いnotchタイプなどがある（図4）．しかし，このような心電図所見は，右室変性が軽度である初期の段階では認められないことを知っておくべきである．

　ARVC/Dは持続性心室頻拍の発現を契機に発見されることが多く，この不整脈発作が初発症状という場合が一般的である．通常，心室頻拍の起源は右室であるため，心電図上では左脚ブロック型の心室頻拍を呈する（図5）．ただし，心室心筋変性が左室に及ぶと左室起源の心室頻拍を呈することもある．頻拍中のⅡ・Ⅲ・aV_F誘導の極性については，上方軸（心尖部/下壁領域→心基部/流出路領域）が一般的であるが，進行したARVC/Dでは下方軸（上記の逆）を示す場合もある．ARVC/Dでは重症例を除いて，左室機能は一般に正常であり若年者に多いため，持続性心室頻拍を呈しても循環動態は保たれることが多い．

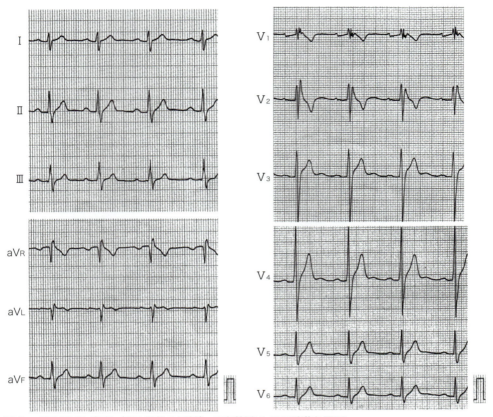

図3. ARVC/D患者（27歳代の男性）の安静時の12誘導心電図
右側胸部誘導（V₁・V₂誘導）でε波，陰性T波，QRS幅延長が認められ，右軸偏位を示している．

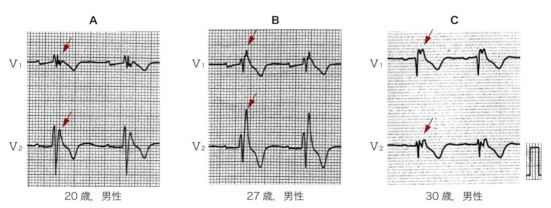

図4. 進行したARVC/D患者の右側胸部誘導（V₁・V₂誘導）で見られるε波のタイプ
A：断片化したタイプ，B：鋭いnotchタイプ，C：鈍いnotchタイプ

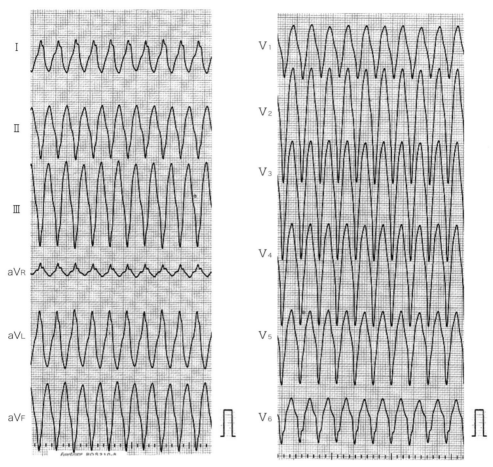

図 5. ARVC/D 患者（20 歳代の男性）の不整脈発作時の 12 誘導心電図
左脚ブロック型で上方軸の持続性心室頻拍を呈している．

診断へのヒントと鑑別疾患

　鑑別疾患としては，Brugada 症候群，カテコラミン誘発多形性心室頻拍，特発性右室起源心室頻拍が挙げられる．鑑別において最も重要な点は，ARVC/D はこれらの疾患と異なり，右室心筋の構造的・組織学的変化を伴うことである．したがって，心エコーや心臓 MRI を用いた画像診断や心筋生検による組織診断が鑑別に役立つ．Brugada 症候群とカテコラミン誘発多形性心室頻拍は遺伝子変異（前者は Na^+ チャネルをコードする SCN5A，後者はリアノジン受容体の遺伝子変異）に起因することが多いため，遺伝子解析が鑑別に有用である．
　Brugada 症候群と ARVC/D の鑑別においては，心電学的方法として Holter 心電図を活用した加算平均心電図法による 24 時間心室レイトポテンシャル（LP）の評価が有用である[6]．心室 LP は Brugada 症候群患者では大きく日内変動を呈するのに対して，ARVC/D 患者ではその変化が乏しい（図 6）．

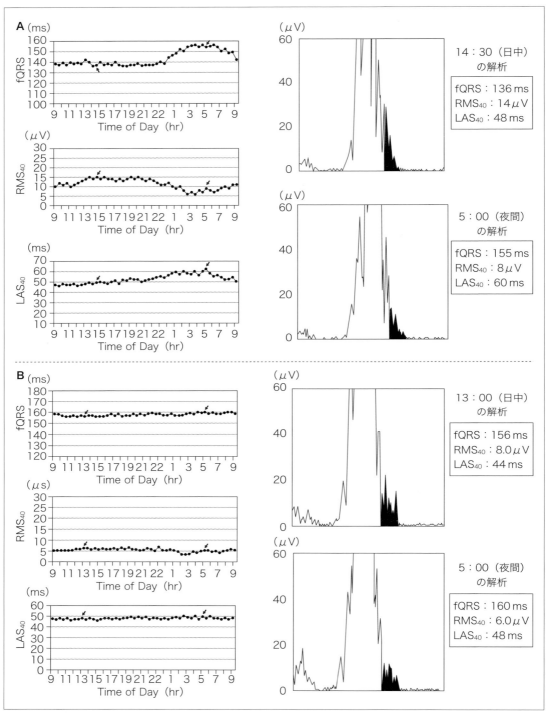

図 6. Brugada 症候群患者（左）と ARVC/D 患者（右）の 24 時間における心室 LP の変化
心室 LP の各パラメータ（fQRS，RMS$_{40}$，LAS$_{40}$）が，Brugada 症候群患者（**A**）では大きく日内変動しているのに対して，ARVC/D 患者（**B**）ではその変化がほとんどない．加算平均心電図は夜間と日中の典型的な記録をそれぞれ表示している．

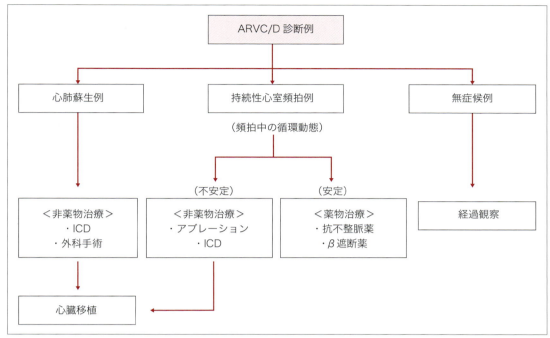

図 7. ARVC/D の治療戦略
治療方針は不整脈（心室頻拍）の重症度によって決定される．
アブレーション：カテーテルアブレーション，ICD：植込み型除細動器

治療へのヒントと治療法

ARVC/D の死因の多くは心室頻拍による突然死であり，特に運動時に多いとされている．したがって，治療の中心は心室頻拍の抑制ということになる．ARVC/D の治療方針を**図 7** に示した．

1. 薬物療法

ARVC/D では左心機能が保たれることが多いため，抗不整脈薬の適応になる．Ⅲ群薬のみならず I A 群薬および I C 群薬も適応となる．I A 群および I C 群薬を使用した場合，心機能抑制や QT 時間延長などの副作用に十分注意する．概して，Ⅲ群薬の方が I 群薬よりも心室頻拍の抑制効果が高いため，最初からソタロールあるいはアミオダロンを投与することの方が多い．運動時に心室頻拍が誘発されることが多いため，このような場合は β 遮断薬も有効である．

2. 非薬物療法

単形性持続性心室頻拍に対してはカテーテルアブレーションが考慮される．しかし，1回で成功する確率は低く，1つの起源を焼灼すれば別な起源の心室頻拍が再び出現することも多く，アブレーション治療に抵抗性を示すことが多い．不整脈による突然死の予防という点では植込み型除細動器（ICD）の適応となる．この場合，注意しなければならない

表2. 心臓突然死の予知指標の疾患別有用度

	LVEF	BNP	NSVT	LP	QTD	TWA	HRV	EPS
ARVC/D	×	×	△	○	△	?	?	○

◎：メタアナリシスあるいは多くの前向き研究でその有用性が示されている.
○：有用性は示されているものの◎ほどではない.
△：有用性が示されている一方で反論する報告もある，あるいは一部の病態においてのみ有用性が示されている.
×：有用でないとする報告のみか，病態との関連で有用でない.
?：明らかでない.
LVEF：左室駆出率，BNP：脳性ナトリウム利尿ペプチド，NSVT：非持続性心室頻拍，
LP：心室レイトポテンシャル，QTD：QTディスパージョン，TWA：T波オルタナンス，
HRV：心拍変動，EPS：心臓電気生理検査

［Maron BJ, et al. Circulation. 2006; **113**: 1807-1816 より作成］

こととして，右室の心筋変性が存在する部位あるいはそれに近い領域に電極リードを留置すると，術後にインピーダンスが上昇して除細動閾値を低下させることがあるので，電極リードの留置場所には十分配慮する．重症例では右室心筋の切開・切除術，冷凍凝固などの外科手術が行われることがあるが，長期予後は良くない．ARVC/Dは心臓移植の対象疾患としても取り扱われている．

予後の予測

　心臓突然死（あるいは致死性不整脈）発現の予知指標とARVC/Dとの関連性を**表2**に示した[7]．ARVC/Dのリスク予知において臨床研究が多くなされているのは，（診断基準5）において小基準として取り扱われている）加算平均心電図による心室LPの検出である．強陽性を示す患者ではリスクが高いことが複数の研究で示されている．電気生理検査（EPS）による誘発性，Holter心電図で検出される非持続性心室頻拍（NSVT），12誘導心電図で評価されるQTディスパージョン（QTD）についても有用とする報告がある．他の指標については有用でないか，もしくは評価がなされていない．

文　献

1）Fontaine G, et al: Stimulation studies and epicardial mapping in ventricular tachycardia: study of mechanisms and selection for surgery. Reentrant Arrhythmias: mechanisms and treatment, Kulbertus HE（ed），MTP Press Limited, Lancaster, p334-350, 1977
2）Richardson P, et al. Circulation. 1996; **93**: 841-842
3）Maron BJ, et al. Circulation. 2006; **113**: 1807-1816
4）McKenna WJ, et al. Br Heart J. 1994; **71**: 215-218
5）Marcus FI, et al. Circulation. 2010; **121**: 1533-1541
6）Abe A, et al. Circ Arrhythm Electrophysiol. 2012; **5**: 789-795
7）池田隆徳：各種不整脈の診断と治療：心臓性急死（心臓突然死）．エキスパートをめざす循環器診療2：不整脈，井上　博ほか（編），南江堂，東京，p221-232，2006

14 | たこつぼ症候群の急性期心電図診断：急性冠症候群との鑑別

- ・たこつぼ症候群の心電図変化は左前下行枝病変の急性冠症候群と似る.
- ・たこつぼ症候群（apical type）の ST 上昇と陰性 T 波は心尖部を中心とした壁運動異常と関連する.
- ・たこつぼ症候群の診断で心電図の診断的価値が高いのは，ST 上昇を認める超急性期と陰性 T 波を認める亜急性期に限られる.
- ・肢誘導は Cabrera 配列で考えると理解しやすい.

たこつぼ症候群とは？

たこつぼ症候群は，左室の収縮末期像が"たこつぼ"に似ていることからその名がつけられ，1本の冠動脈の灌流域では説明できない壁運動異常を一過性に呈する疾患群である．閉経後の高齢女性で発症する例が多く，発症の誘因として精神的あるいは身体的ストレスが挙げられているが，明らかな誘因なく発症する例も約3割を占める．当初，たこつぼ症候群は，急性期の壁運動異常は数日で改善，数週間後にはほぼ正常化し，一般的に予後良好とされていた．しかし最近では，年齢・性別をマッチングした急性冠症候群患者と院内予後に差はないことが示されている．たこつぼ症候群の症状（胸部症状，動悸，息苦しさなど）や心電図変化は急性冠症候群と類似し，両者の判別は治療方針の決定および予後予測において重要である．特に，たこつぼ症候群の急性期心電図所見は左前下行枝病変（LAD）の急性冠症候群と類似し，本項では両者の心電図学的鑑別を含め心電図診断を概説する．なお，最近ではたこつぼ症候群の亜型も報告されているが，本項ではたこつぼ症候群の大部分（約8割）を占める apical type の心電図について述べる．たこつぼ症候群では壁運動異常の部位，拡がり，程度が心電図所見に影響し，apical type と亜型で心電図変化は異なる.

心電図はどのように変化するか

たこつぼ症候群の ST-T 変化は前胸部誘導を中心に認め，この変化は再灌流後の急性前壁梗塞と類似し，下記に示す4つの phase に分けられる[1,2].

> **Phase 1（超急性期）**：前胸部誘導を中心に ST 上昇を広範に認める.
> **Phase 2**：ST 上昇が軽減し，QT 延長を伴い陰性 T 波が深くなる（一般的に発症後 2〜3 日で最大となる）. 前胸部誘導で巨大陰性 T 波を認める例も少なくない.
> **Phase 3**：その後いったん，数日間は陰性 T 波が浅くなる（顕著な例では，この時期に陰性 T 波が消失し，ST が再上昇する例もある）.
> **Phase 4**：再び陰性 T 波が深くなる. この陰性 T 波は phase 2 の陰性 T 波と形が異なり QT 延長を伴わず，長期間にわたり持続する（数ヵ月間，ときに 1 年以上続く例もある）.

　たこつぼ症候群の心電図は経時的に変化するので，発症からの経過時間を考慮して診断する必要があるが[1]，発症時期が判断できない例や不明な例も少なくはない. 典型的な心電図変化を示す例では，心電図所見から逆に発症時期を推定可能である. 例えば入院時に QT 延長を伴う深い陰性 T 波を認める例は，phase 2 の時期と推測され，すでに発症から数日が経過していると診断できる.

　たこつぼ症候群では，超急性期の ST 上昇を認める時期（phase 1）や QT 延長を伴った深い陰性 T 波を認める時期（phase 2）のように特徴的な心電図変化を呈する時期は急性冠症候群との鑑別が可能である（後述）. しかし，他の時期の心電図変化は非特異的であり，その診断は容易ではない. 例えば，phase 1 から phase 2 への移行期では ST レベルは基線に近づき，この時期に心電図からたこつぼ症候群を疑うのは難しい.

ST 上昇を認める超急性期の心電図所見：急性前壁梗塞との鑑別

　たこつぼ症候群の急性期心電図所見は急性前壁梗塞と類似する（**図 1**）[3, 4]. 筆者らは，発症 6 時間以内に入院し前胸部誘導の 2 誘導以上で ST 上昇を呈するたこつぼ症候群（全例，apical type）33 例と急性前壁梗塞 342 例で急性期心電図所見を比較した[3]ので概説する.

1. 異常 Q 波

　たこつぼ症候群は急性前壁梗塞に比べ心筋壊死量が少なく，このため心筋壊死を反映する異常 Q 波が少ない. 筆者らの検討[3]で，たこつぼ症候群は急性前壁梗塞と比べ異常 Q 波を認めない例が高率だった（42% vs 26%，$p < 0.05$）. しかし，たこつぼ症候群の 58% の例では異常 Q 波を認め，異常 Q 波の有無で急性前壁梗塞との鑑別は難しい. たこつぼ症候群の異常 Q 波の特徴は，急性期に異常 Q 波を認めても数日後には速やかに Q 波が退行し R 波が再生することであり，気絶心筋との関連が示唆される.

2. QTc 間隔

　たこつぼ症候群は急性前壁梗塞に比べ QTc 間隔は延長する. 筆者らの検討[3]では最大 QTc 間隔は，たこつぼ症候群は 567 msec，急性前壁梗塞は 489 msec であった（$p < 0.01$）. しかし救急現場で最大 QTc 間隔を正確に計測するのは容易ではない.

14. たこつぼ症候群の急性期心電図診断：急性冠症候群との鑑別

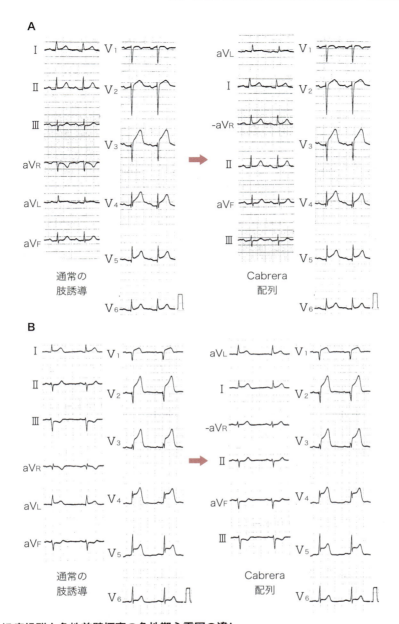

図1．たこつぼ症候群と急性前壁梗塞の急性期心電図の違い

右側の心電図は通常の肢誘導を Cabrera 配列に並び替えたものである．Cabrera 配列にすると，両者の心電図の違いが際立つ（特に肢誘導）．

A：たこつぼ症候群
・異常 Q 波，対側性変化である下壁誘導の ST 低下を認めない．
・肢誘導：心尖部およびこれに隣接する領域に面する I・-aVR・II 誘導で ST 上昇を認める．
・前胸部誘導：V₂〜V₆ 誘導で ST 上昇を認めるが，V₁ 誘導では認めない．

B：急性前壁梗塞
・異常 Q 波（V₁ 誘導）および対側性変化である下壁誘導の ST 低下を認める．
・肢誘導：側壁に面する aVL・I 誘導で ST 上昇を認める．
・前胸部誘導：V₁〜V₆ 誘導で ST 上昇を認める．

［Kosuge M, et al. J Am Coll Cardiol. 2010; 55: 2514-2516／Kosuge M, et al. Circ J. 2016; 80: 1087-1096 より許諾を得て転載］

3. 対側性変化

たこつぼ症候群は急性前壁梗塞に比べ，対側性変化である下壁誘導のST低下を認めることが少ない．筆者らの検討[3]で対側性変化を認めない例はたこつぼ症候群は94%，急性前壁梗塞は51%であった（$p < 0.05$）．左室基部でSTが上昇すると，対側性変化として下壁誘導ではSTが低下する．たこつぼ症候群では左室基部は過収縮を呈し，STが上昇しないので対側性変化は認めない．しかし，急性前壁梗塞の中でも左前下行枝の遠位部閉塞例も対側性変化を認めず，たこつぼ症候群との鑑別が難しい．

4. ST上昇度

たこつぼ症候群は急性前壁梗塞に比べ，ST上昇度は軽度である．この理由は明らかでなく，そもそもたこつぼ症候群でSTが上昇する機序自体，解明されていない．筆者らの検討[3]で最大ST上昇度はたこつぼ型心筋症は4.5 mm，急性前壁梗塞は7.0 mmであった（$p < 0.01$）．

5. ST上昇の分布（図2）[3]

たこつぼ症候群と急性前壁梗塞でST上昇の分布は明らかに異なり，これが両者の判別に最も有用であった（肢誘導はCabrera配列2，4，5）に並べ替えて検討した：Column参照[5]）．たこつぼ症候群の心電図の特徴は，-aVR誘導でST上昇（aVR誘導のST低下に相当）を認め，V1誘導でST上昇を認めないことである．この2つの条件を満たした場合はたこつぼ症候群と診断すると，その感度は91%，特異度は96%であり[3]，心電図指標の中で最も良好な判別能であった．

1) たこつぼ症候群のST上昇

-aVR誘導（aVR誘導を上下反転させた誘導）でST上昇を最も高率に認める．-aVR誘導は心尖部寄りの左室下側壁に面した誘導であり，心尖部を中心とした壁運動異常を反映していることが推測される．たこつぼ症候群でV1誘導でST上昇を認める頻度はわずか6%であった．この機序として，たこつぼ症候群では，①壁運動異常が左室上位後側壁にまで及び，このため左室上位後側壁でSTが上昇し，対側に位置するV1誘導では対側性変化としてSTが低下する，②V1誘導は右室前面・心室中隔の上位心基部寄りに面し，これらの部位にまで壁運動異常が及ぶ頻度が少ない，③たこつぼ症候群は高齢女性が多く，一般的に前胸部誘導のSTレベルは男性に比べ女性は低いことが挙げられる．

2) 急性前壁梗塞のST上昇

前壁中隔に面するV2～V4誘導を中心に分布し，左前下行枝の灌流域を反映していると考えられる．急性前壁梗塞では-aVR誘導でST上昇を認める頻度は少ない．左前下行枝の灌流域が-aVR誘導の面する部位にまで及ぶ頻度が少ないためと考えられる．たこつぼ症候群も急性前壁梗塞も，壁運動異常部位に面した誘導でSTが上昇する．両者で壁運動異常の部位は異なり（図3），これがST上昇の分布の違いに反映されると考えられる．しかし，aVR誘導でST低下を認めV1誘導でST上昇を認めない場合，たこつぼ症候群と診断した際の正の予測率は67%と必ずしも高くない．急性前壁梗塞で，前壁だけでなく

14. たこつぼ症候群の急性期心電図診断：急性冠症候群との鑑別

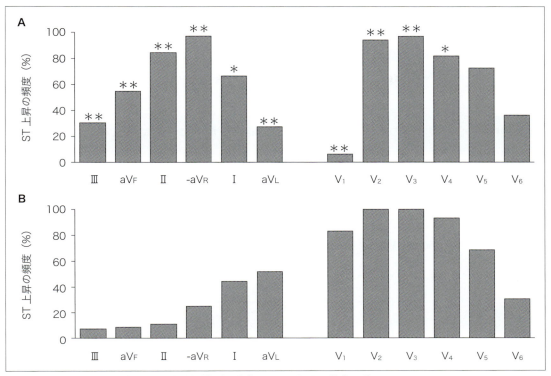

図2. たこつぼ症候群（A）と急性前壁梗塞（B）のST上昇の分布の違い
誘導別に，ST上昇（前胸部誘導は＞1.0 mm，肢誘導は＞0.5 mm）の頻度を表示．
注）肢誘導はCabrera配列で表示．
*$p<0.05$, **$p<0.01$ vs. 急性前壁梗塞

［Kosuge M, et al. J Am Coll Cardiol. 2010; **55**: 2514-2516 より作成］

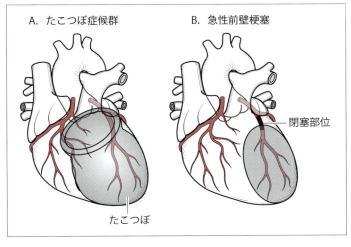

図3. たこつぼ症候群と急性前壁梗塞の急性期壁運動異常の違い
A：たこつぼ症候群．左室心尖部を中心に1本の冠動脈の灌流域では説明できない壁運動低下を広範に呈する．
B：急性前壁梗塞．左室前壁領域（図中灰色部分）を中心に壁運動低下を呈する．

下壁までも灌流する左前下行枝の遠位部で閉塞した場合は，壁運動異常の形態がたこつぼ症候群と酷似し，心電図学的に両者の鑑別は難しい．この指標は負の予測率が99%であることに臨床的意義がある．aVR 誘導の ST 低下を認めない，あるいは V1 誘導の ST 上昇が明らかな場合は，たこつぼ症候群の確率は低いといえる．

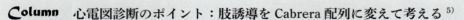

Column　心電図診断のポイント：肢誘導を Cabrera 配列に変えて考える[5]

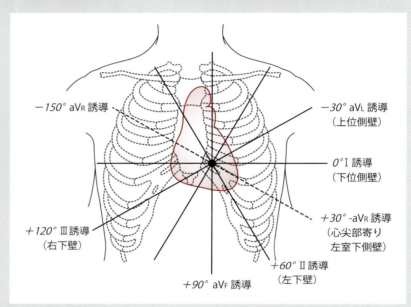

心電図で，前胸部誘導と異なり，肢誘導の配列順序は心臓の解剖学的部位と関係がないため，対応する心臓の解剖学的部位を推測するのが難しい．肢誘導を対応する心臓の解剖学的部位にしたがって，左方から右方に向かって順に，aVL，Ⅰ，-aVR（aVR の波形を上下逆転させた波形），Ⅱ，aVF，Ⅲ 誘導に並べ替えたのが Cabrera 配列である．Cabrera 配列では，aVL 誘導は左室の上位側壁，Ⅰ誘導は下位側壁，-aVR 誘導は心尖部寄りの左室下側壁，Ⅱ誘導は左方寄りの左室下壁，Ⅲ誘導は右方寄りの左室下壁に面すると考える．

陰性 T 波を認める亜急性期の心電図所見：LAD 病変の急性冠症候群との鑑別

たこつぼ症候群は，超急性期を過ぎると前胸部誘導を中心に陰性 T 波が出現する．しかし，この前胸部誘導の陰性 T 波は LAD 病変の急性冠症候群でも認める．日常診療で非 ST 上昇型急性冠症候群の頻度は少なくなく，陰性 T 波は ST 低下と並ぶ代表的な心電図所見である．急性冠症候群であれば抗血栓療法をはじめとした薬物治療や冠血行再建が必要であり，たこつぼ症候群との鑑別は治療方針の決定に重要である．

筆者らは，発症 48 時間以内に入院し，入院時心電図で V1〜V4 誘導の 2 誘導以上で陰性 T 波を認めた LAD 病変の非 ST 上昇型急性冠症候群 198 例と，たこつぼ症候群 21 例（全例，apical type）で陰性 T 波の違いを検討した[6]（図 4）．陰性 T 波の分布・頻度（図 5）[6] は，前述のたこつぼ症候群と急性前壁梗塞の ST 上昇の分布・頻度（図 2）[3,4] と類似

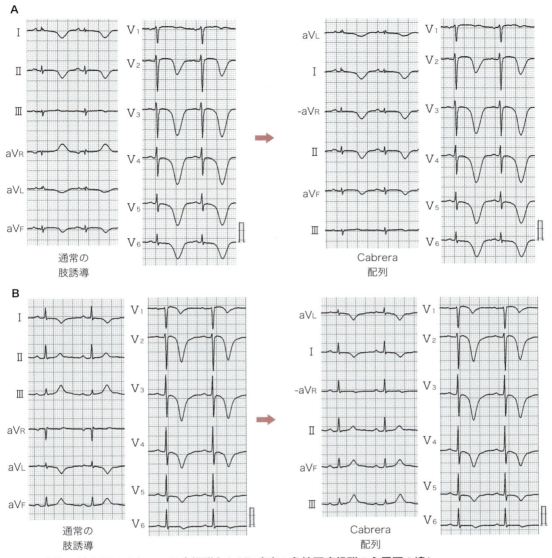

図4. 陰性T波を認めるたこつぼ症候群とLAD病変の急性冠症候群の心電図の違い

右側の心電図は肢誘導をCabrera配列に並び替えてある．Cabrera配列にすると，両者の心電図の違いが際立つ（特に肢誘導）．

A：たこつぼ症候群：QT延長を伴う深い陰性T波を広範に認める．
・肢誘導：心尖部およびこれに隣接する領域に面するⅠ・-aV_R・Ⅱ誘導を中心に陰性T波を認める．
・前胸部誘導：V_2～V_6誘導で陰性T波を認めるが，V_1誘導では認めない．

B：LAD病変の急性冠症候群
・肢誘導：側壁に面するaV_L，Ⅰ誘導で陰性T波を認める．
・前胸部誘導：V_1～V_6誘導で陰性T波を認める．

[Kosuge M, et al. Circ J. 2016; **80**: 1087-1096 より許諾を得て転載]

した．貫壁性心筋虚血発作ではSTが上昇した誘導で陰性T波が出現するためである（ただし，たこつぼ症候群ではST上昇に比べ陰性T波はより高率により広範に出現する）．
　たこつぼ症候群の心電図で，超急性期の特徴は-aV_R誘導でST上昇を認めV_1誘導でST

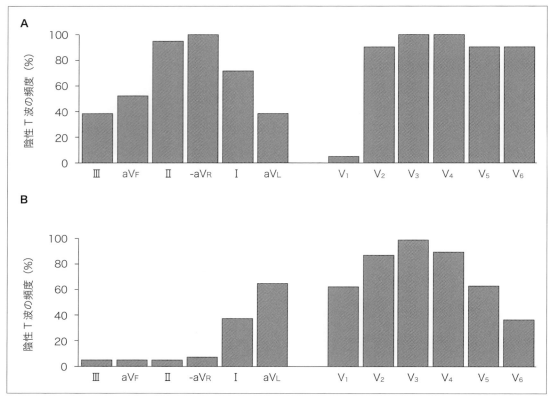

図5. たこつぼ症候群(A)とLAD病変の急性冠症候群(B)の陰性T波の分布
陰性T波の分布および頻度は,図2のST上昇の分布および頻度と似る.
注)肢誘導はCabrera配列で表示.誘導別に1.0 mm以上の陰性T波の頻度を表示.
[Kosuge M, et al. Eur Heart J Acute Cardiovasc Care. 2012; **1**: 349-357 より作成]

上昇を認めないこと[3]であったが,亜急性期にはこれを反映し,-aV_R誘導で陰性T波(=aV_R誘導で陽性T波)を認め,V_1誘導で陰性T波を認めないこと[1,2,4,6]が特徴となる.

たこつぼ症候群の診断に心電図をどう活かすか

　たこつぼ症候群の診断には冠動脈病変の評価が必要である.しかし実際には,たこつぼ症候群の患者は全身状態が不良な例や,併存疾患などにより冠動脈造影検査の施行が難しい,あるいはリスクを伴う例も少なくない.そのような例では,病歴や心電図を含む非侵襲的検査所見からたこつぼ症候群の確率が高いと診断するなら冠動脈CTなどで代替的に冠動脈病変の評価を行う.また冠動脈造影検査自体の施行が難しい例では保存的に経過を見るという選択肢もあろう.個々の症例により,たこつぼ症候群であると予測される診断確率と冠動脈造影検査施行のリスクを十分に検討した上で診断・治療法を決定する必要がある.

最近では，たこつぼ症候群に対する認識が高まったこともあり患者数は増加している．さらに本疾患は診療科を問わず発症するため，循環器専門医以外の医師が診察することも少なくない．前述のように，たこつぼ症候群の診断における心電図の診断的価値が高い時期は限られる．けれども，心電図は胸痛患者の診断で最初に行われる基本となる検査であり，心電図診断は避けては通れないのである．心電図の限界も踏まえた上で，得られる情報を最大限に活かすことが大切だと思っている．

文　献

1) Kosuge M, et al. J Electrocardiol. 2014; **47**: 684-689
2) 小菅雅美ほか（編）：心電図で見方が変わる急性冠症候群，文光堂，東京，2015
3) Kosuge M, et al. J Am Coll Cardiol. 2010; **55**: 2514-2516
4) Kosuge M, et al. Circ J. 2016; **80**: 1087-1096
5) Menown IB, et al. Heart. 2000; **83**: 657-660
6) Kosuge M, et al. Eur Heart J Acute Cardiovasc Care. 2012; **1**: 349-357

15 | 非定型的な急性冠動脈症候群の心電図：
どの誘導に着目するか？

・胸痛消失時に，V_2・V_3誘導に深い陰性 T 波または二相性 T 波を認めるときは，Wellens 症候群を疑う．

・aV_R誘導の ST 上昇と広範囲誘導の ST 低下は，左冠動脈主幹部の急性冠症候群（ACS）を疑う．

・前胸部誘導の増大した陽性 U 波は左回旋枝の ACS の診断に有用である．

・後壁の ACS の診断には，背側部誘導（V_7〜V_9誘導）が有用である．

・完全右脚ブロックを伴う ACS では ST 変化が相殺されることがある．

　急性冠症候群（acute coronary syndrome：ACS）は，冠動脈プラークの破綻とそれに伴う血栓形成により冠動脈内腔が急速に狭窄・閉塞し，心筋が虚血・壊死に陥る病態を示す症候群であり，①不安定狭心症，②急性心筋梗塞，③虚血に基づく心臓突然死の 3 つの病態が含まれる[1]．ST 上昇型心筋梗塞は比較的診断しやすいが，実際の臨床では典型的な心電図変化を示さず，診断に苦慮する場合も多い．

Wellens 症候群とはなにか

　Wellens 症候群は，1982 年に de Zwaan，Wellens らによって最初に報告された左冠動脈前下行枝中枢側に高度狭窄を認める不安定狭心症である[2]．本症候群の特徴は，①最近の胸痛の存在，②胸痛時に心電図変化を認めず，③無症状時に T 波の変化があり，④心筋逸脱酵素は軽度上昇もしくは正常である[3]．

　Wellens 症候群の無症候時に認められる特徴的な心電図変化には，2 つのタイプがある．Type A は V_2・V_3誘導に深い陰性 T 波を，Type B は V_2・V_3誘導に二相性 T 波を認める．Type B より Type A の方が多い（76％）[3]．Type A では，前下行枝近位部の狭窄のため，V_1〜V_6の広範囲の誘導に深い陰性 T 波を生じる場合もある．T 波の陰転化は，重篤な虚血から解放されたときに出現する変化で，一時的な軽い心筋障害を反映していると考えられている．症状が消失した時間帯に出現する変化であるため，見逃されやすく注意が必要である[2]．

　Wellens 症候群の心電図を示す．**図 1** は安静時に 10〜30 分持続する左上肢の冷汗を伴う疼痛発作のため受診し，無症候時に記録された 12 誘導心電図である．V_2〜V_4誘導に深

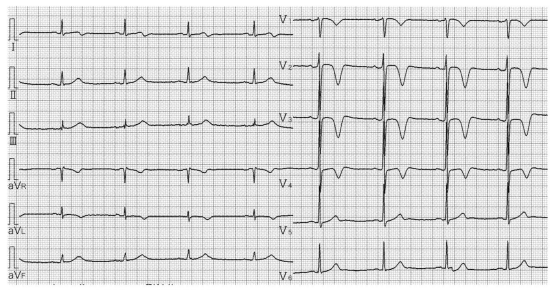

図 1. Wellens 症候群の 12 誘導心電図
無症状時に V₂〜V₄ 誘導に深い陰性 T 波（Type A）を認める．

い陰性 T 波（Type A）を認める．冠動脈造影で左前下行枝 #6〜#7 に 99％の狭窄があった．**図 2** は無症状時に V₃ 誘導の二相性 T 波（Type B）を認めたが，翌日には V₂〜V₄ 誘導は深い陰性 T 波（Type A）に，V₅ 誘導は二相性 T 波（Type B）に変化した．初診時の心電図から不安定狭心症と診断することは容易ではない．

Wellens 症候群は，約 1 週間で 75％が広範囲な前壁心筋梗塞に進展すると報告されている．胸痛の既往と，V₂・V₃ 誘導で深い陰性 T 波または二相性 T 波を呈する心電図に遭遇した場合は，Wellens 症候群の存在を疑い，直ちに心臓カテーテル検査施設への紹介を検討すべきである．

左冠動脈主幹部の ACS の診断へのヒント

aV_R 誘導は，左冠動脈主幹部の虚血を表す誘導として注目されている．aV_R 誘導は右肩側から心臓を眺める誘導であり，左室心基部に面している．また心腔内の電位を示す誘導であり，aV_R 誘導の ST 上昇は広範な心内膜側の虚血を示す所見でもある[4,5]（**図 3**）．

左冠動脈主幹部閉塞による ST 上昇型急性心筋梗塞の場合は，左前下行枝と回旋枝が同時に閉塞するため，左室前側壁の広範な誘導で ST が上昇する．また左室心基部の貫壁性虚血のため，aV_R 誘導で ST が上昇する．この鏡面変化として下壁誘導では ST が低下する．非常に広範囲に虚血が生じるため，病院へ救急搬送される前に致死的不整脈やショックなどで重篤な状態になる可能性が高く，早期の診断が重要である．

一方，左主幹部の非 ST 上昇型 ACS の場合は，広範囲の左室心内膜下虚血を反映し，広範な誘導で ST 低下を生じる．aV_R 誘導は左室内腔をのぞき込む誘導として，左室心内膜側の広範な非貫壁性虚血を反映し，ST が上昇する[4,5]（**図 3**）．

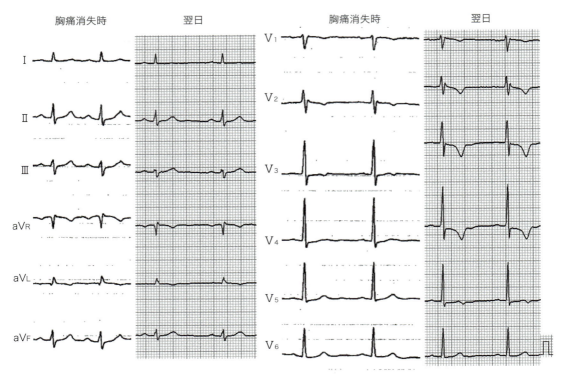

図2. Wellens症候群の12誘導心電図

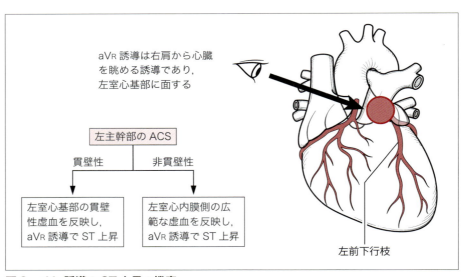

図3. aVR誘導のST上昇の機序

15. 非定型的な急性冠動脈症候群の心電図：どの誘導に着目するか？

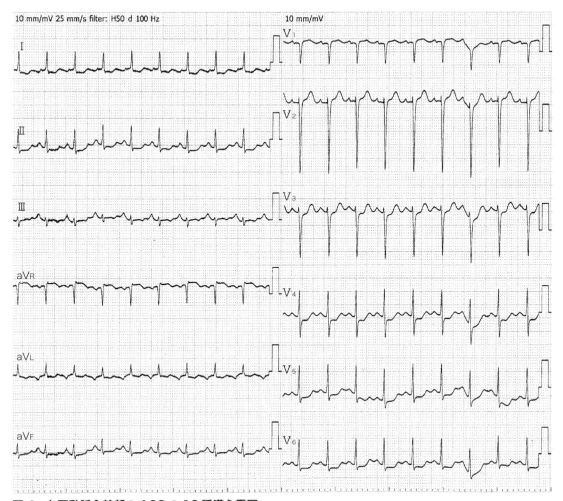

図4. 左冠動脈主幹部のACSの12誘導心電図

　図4に左冠動脈主幹部のACSの12誘導心電図を示す．心臓カテーテル検査で左冠動脈主幹部に高度狭窄を認めた症例である．この12誘導心電図はaVR誘導でST上昇，Ⅰ・Ⅱ・aVL・aVF・V$_3$〜V$_6$の広範囲の誘導でST低下，さらにV$_1$〜V$_3$誘導でR波の増高不良（poor R wave progression）を認めた．このように左冠動脈主幹部に虚血を生じた場合は，心電図変化が非典型的で，多彩な心電図変化をきたすことが特徴である．広範囲のST低下に目を奪われてしまい，aVR誘導でのST上昇を見逃してしまう可能性があり，注意を要する．

左回旋枝による側壁〜後壁のACSの非定型的な心電図

　左回旋枝の灌流域は左室側壁〜後壁である．左室側壁のACSの定型的な心電図変化はⅠ・aVL・V$_5$・V$_6$誘導のST変化であるが，後側壁のACSでは心電図変化が軽微であり，見逃されることが少なくない．

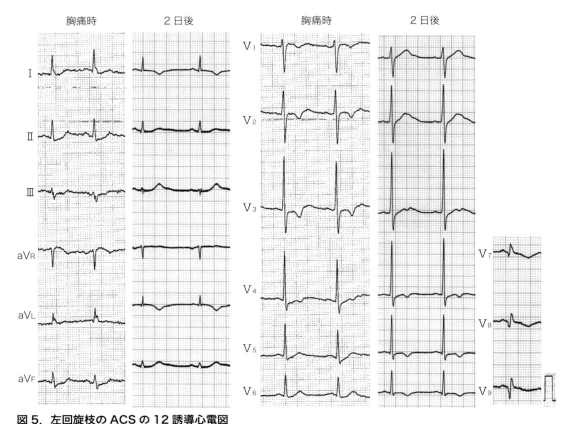

図 5. 左回旋枝の ACS の 12 誘導心電図

　左室後壁は 12 誘導心電図では直接観察する誘導がない．このため，左室後壁の ACS では 12 誘導心電図で ST 変化がないことが多く，循環器学会のガイドライン[1]では背側部誘導を記録することを推奨している．また，後壁は心臓の背面にあるため，対側の右側胸部誘導（$V_1 \cdot V_2$ 誘導）に投影された鏡面像として表れる．急性期には後壁側の Q 波，ST 上昇，陰性 T 波の鏡面変化として，$V_1 \cdot V_2$ 誘導に高い R 波，ST 低下，陽性 T 波が出現する．下壁や側壁梗塞を伴わない純後壁梗塞は見逃す恐れがあるため，$V_1 \cdot V_2$ 誘導に高い R 波，陽性 T 波を見たときは後壁の ACS を疑う必要がある．

　図 5 は胸背部痛で受診した 58 歳男性の心電図である．初診時は II・III・aV_F・V_2〜V_5 誘導で ST 低下，V_1〜V_4 誘導で陰性 T 波を認めた．2 日後の心電図では，I・aV_F・V_4〜V_6 誘導に陰性 T 波を認めた．また V_2 誘導は R/S 比が 1 以上で $V_1 \cdot V_2$ 誘導の T 波は陽転した．背側部誘導（V_7〜V_9 誘導）を記録すると，異常 Q 波と陰性 T 波を認め，後側壁梗塞と診断した．

　図 6 は激しい左背部痛のため救急受診した 53 歳男性の 12 誘導心電図である．$V_5 \cdot V_6$ 誘導で極軽度の ST 上昇，V_2〜V_4 誘導で陽性 U 波を認める．わずかな心電図変化を認めるのみで，心エコー上も明らかな壁運動異常は認められず，心筋逸脱酵素の上昇もなかった．まず急性大動脈解離を疑ったが，CT で否定された．緊急冠動脈造影にて，回旋枝 #13 の完全閉塞を認めた．慢性期の心電図では V_2 誘導にごくわずかな陽性 U 波を認める

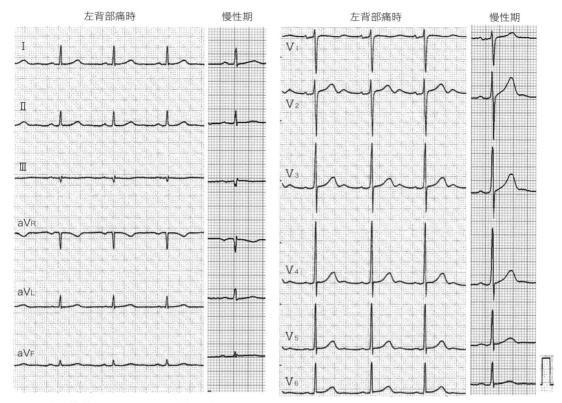

図6. 左回旋枝のACSの12誘導心電図

のみである.

　小さな陽性U波は健常者でもV₂〜V₄誘導で認められることがある. 一方, 陰性U波の存在は異常であり, 陰性U波出現誘導に一致した部位の心筋虚血の存在が示唆される. しかし, 回旋枝の虚血時 (特に後壁) に, 12誘導心電図で後壁の陰性U波を記録することは困難である. 後壁の陰性U波の鏡面像として, 前壁誘導 (V₂〜V₄誘導) で生理的な陽性U波の増高が認められる場合がある. つまり胸痛時のV₂〜V₄誘導の高い陽性U波は, 回旋枝のACSを疑う所見である[6].

　このように回旋枝のACSは心電図変化に乏しく, しばしば診断に苦慮する. ST変化が乏しい場合は, V₁・V₂誘導での高いR波や陽性T波, 通常注目しない陽性U波の存在にも注意を払い, 背側部誘導を記録して確認することが重要である.

右脚ブロックに合併したACSの非定型的な心電図

　右脚ブロックに合併したACSの診断は左脚ブロックと異なり, 比較的容易である. なぜなら, 右脚ブロックがあっても左室の興奮過程はほぼ正常なので, 異常Q波の出現には影響を与えない. しかし, 左前下行枝のACSでは通常V₁〜V₄誘導でST上昇をきたすが, 完全右脚ブロックを合併している場合には, もともとあるST低下にST上昇が相殺

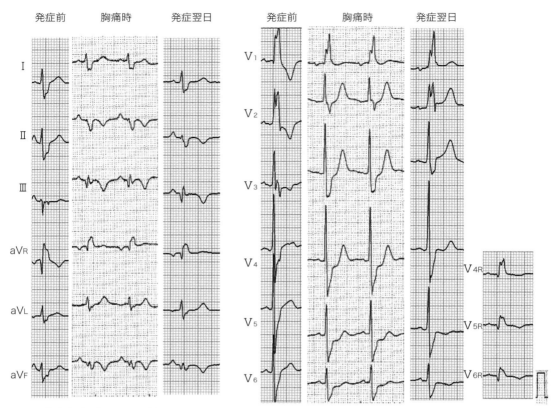

図7. 完全右脚ブロックに合併した ACS の非定型的な 12 誘導心電図

され，ST 変化に気づかない場合があるので注意が必要である．

　一方，右脚ブロックに合併した後壁梗塞の診断は容易ではない[7]．後壁梗塞の際は，右側胸部誘導（V_1・V_2 誘導）での R 波の増高，ST 低下，陽性 T 波が出現する．しかし，右脚ブロックでは，もともと V_1・V_2 誘導で ST 低下を認めており，R 波も高いので，R 波の増高や ST 低下の診断は難しい．ただし，右脚ブロックでは V_1・V_2 誘導の T 波は通常陰性なので，V_1・V_2 誘導に陽性 T 波が認められた場合は後壁梗塞を疑う．

　図7 は胸痛，嘔吐，意識消失で救急搬送された 56 歳男性の 12 誘導心電図である．発症前の心電図でも完全右脚ブロックがある．胸痛時の救急外来受診時の 12 誘導心電図では，Ⅱ・Ⅲ・aV_F 誘導に Q 波と ST 上昇，陰性 T 波を認め，急性下壁梗塞の診断が容易につく．V_3〜V_6 誘導では鏡面変化の ST 低下を認める．ところが発症前の心電図では，V_1〜V_3 誘導で右脚ブロックによる二次性の ST 低下と陰性 T 波を認めるが，胸痛時には V_1・V_2 誘導の ST 低下は減弱し，T 波は陽転化している．また，翌日記録した右側胸部誘導（V_{4R}・V_{5R}・V_{6R} 誘導）に異常 Q 波と陰性 T 波を認め，後下壁梗塞に右室梗塞を合併した ASC と診断した．右室梗塞を合併すると，前胸部誘導では右室に面する V_1（V_2）誘導で ST が上昇するが，右脚ブロックに伴う V_1・V_2 誘導の ST 低下と相殺されたと考えられる．この症例の冠動脈造影では，右冠動脈 #2 が完全閉塞，左回旋枝 #12 に 99% の狭窄が認められた．

文　献

1) 日本循環器学会：循環器病ガイドラインシリーズ：ST上昇型急性心筋梗塞の診療に関するガイドライン（2013年改訂版）
2) de Zwaan C, et al. Am Heart J. 1982; **103**: 730-736
3) Rhinehardt J, et al. Am J Emerg Med. 2002; **20**: 638-643
4) Kosuge M, et al. Am J Cardiol. 2005; **95**: 1366-1369
5) 小菅雅美：aVR誘導のST上昇．心電図で見方が変わる急性冠症候群，木村一雄（監），文光堂，東京，p63-65，2015
6) 長谷川浩一ほか．心臓．1988；**20**：269-275
7) 中川幹子：非定型的な心筋梗塞の心電図．新・目でみる循環器病シリーズ：1．心電図，村川裕二（編），メジカルビュー社，東京，p148-159，2005

16 心臓再同期療法（CRT）：QRS 幅が広い症例に有効

- CRT の適応は NYHA 分類 II～IV 度，左室駆出率 35％以下，QRS 幅 120 msec 以上の心不全症例である．
- CRT は左脚ブロックの症例に効果がある．
- CRT は QRS の幅が広いほど効果がある．

心臓再同期療法（CRT）と心室内伝導障害

　様々な基礎疾患（虚血性心疾患，高血圧性，拡張型心筋症など）が原因で起こる心不全患者では心室内伝導障害が一定の割合で存在することが疫学調査にて分かっており，また心室内伝導障害が予後悪化の予知因子であることも報告されている．

　心室内伝導障害（特に左脚ブロック）があると，右脚を伝わった電気興奮が右心室側から先に心筋を収縮させて，左心室の側壁側は遅れて収縮する．その結果，心室内伝導障害は以下のような影響を血行動態に与える：①心室中隔壁運動の異常，②左室拡張期充満時間の短縮，③左室 dP/dt の低下・脈圧の低下，④僧帽弁逆流時間の延長，⑤左室駆出率・心拍出量の低下．これらの現象によって心不全が増悪する（「1．脚ブロックと心室内伝導障害」参照）．

　心臓再同期療法（cardiac resynchronization therapy：CRT）とは，右心房・右心室・左心室側壁にペーシングリードを留置し，左心室中隔壁と左心室側壁を同時にペーシングすることで心室内伝導障害を改善する治療方法である．左心室側壁には冠静脈を介してペーシングリードを挿入する（**図1，図2**）．この治療方法によって前述した心室内伝導障害による悪影響が改善され，心不全も改善すると考えられている．

CRT の適応の考え方

　前述のように CRT は，心不全があり心室内伝導障害のある患者に対して効果があると考えられ，現在までに多数の臨床試験が行われた．そしてほとんどの臨床試験において CRT の有効性が証明されている．

　MIRACLE（Multicenter InSync Randomized Clinical Evaluation）試験[1] は，最適な薬物療法にも関わらず NYHA（New York Heart Association）分類 III～IV 度の心不全症状を

16. 心臓再同期療法（CRT）：QRS 幅が広い症例に有効

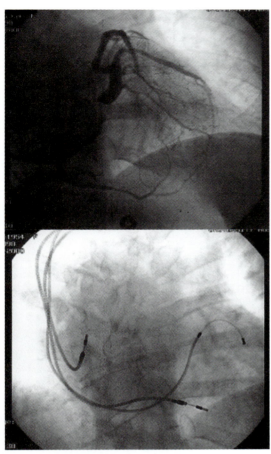
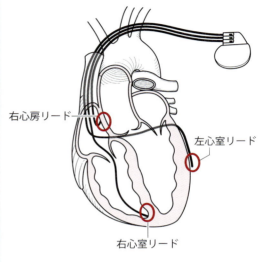

図 1. 心臓再同期療法（CRT）

有する低心機能患者［左室駆出率（LVEF）35％以下］で，心電図の QRS 幅 130 msec 以上を有する患者を，CRT 治療群と対照群に分けた二重盲検無作為化比較試験である．6 ヵ月間のフォローアップで，CRT 治療群の 68％の症例で NYHA 分類の 1 段階もしくは 2 段階以上の改善を認め，有意に良好であった（図 3）．さらに，6 ヵ月間のフォローアップで死亡と心不全入院の複合エンドポイントは CRT 治療群において有意に良好であった．心エコーの結果として，LVEF の改善，僧帽弁逆流症の減少，左室拡張末期径の減少を CRT 治療群に認めた．

また COMPANION（Comparison of Medical Therapy, Pacing, and Defibrillation in Heart Failure）試験[2]は，至適薬物治療群，CRT ペースメーカ群，CRT-植込み型除細動器（ICD）群の 3 群に無作為割付を行い，フォローした．全死亡に関し，CRT ペースメーカ群は至適薬物治療群と比較し，全死亡を低下させる傾向はあったが有意ではなかった．一方，CRT-ICD 群は至適薬物治療群と比較して有意に全死亡を減少させた．これは，CRT-ICD 群では心室性不整脈による突然死が低下していたことによる．

MADIT-CRT（Multicenter Automatic Defibrillator Implantation Trial with Cardiac Resynchronization Therapy）[3]は，NYHA 分類 I ～ II 度の軽症の心不全症状を有する低心

137

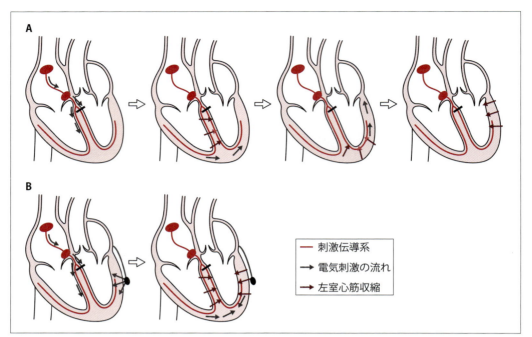

図2. 左脚ブロックとCRT
A：左脚ブロック症例の電気刺激の流れと左室心筋収縮
B：左脚ブロック症例に対するCRT

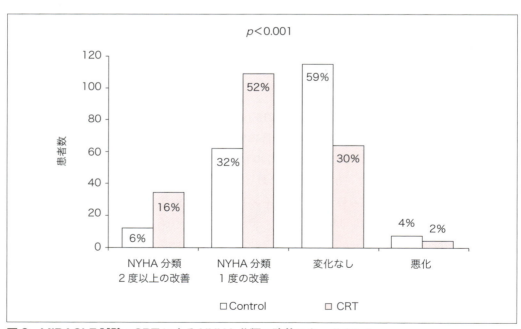

図3. MIRACLE試験：CRTによるNYHA分類の改善のキーポイント
［Abraham WT, et al. N Engl J Med. 2002; **346**: 1845-1853 より作成］

16. 心臓再同期療法（CRT）：QRS 幅が広い症例に有効

表 1. CRT の効果

CRT の臨床的効果
① 全死亡の改善
② 心不全再入院の減少
③ NYHA 分類・QOL スコアの改善
④ 運動対応能の改善（6 分間歩行距離，最大酸素摂取量）
その他の効果
⑤ 左室リバースリモデリング
⑥ 左室駆出率の増加
⑦ 僧帽弁逆流の減少
⑧ BNP 値の減少

BNP：脳性ナトリウム利尿ペプチド

機能患者（LVEF 30％以下）・心電図の QRS 幅 130 msec 以上の患者を，ICD 単独群と CRT-ICD 群に分けた無作為化比較試験である．平均観察期間 2.4 年において CRT-ICD 群では ICD 単独群に比べ死亡率に有意差は見られなかったものの，心不全イベントが有意に減少した．また，RAFT（Resynchronization-Defibrillation for Ambulatory Heart Failure Trial）[4] は，NYHA 分類Ⅱ～Ⅲ度の心不全症例（QRS 幅 120 秒以上，LVEF 30％以下）を，ICD 群と CRT-ICD 群に無作為割付して 40 ヵ月の長期にわたりフォローアップした．この試験において，NYHA 分類Ⅱ度症例のサブ解析では，死亡と心不全入院の複合エンドポイントのみならず，死亡のみでも CRT-ICD 群で有意に良好な結果であった．

　その他の臨床試験の結果もまとめると，CRT を行うことで**表 1** のような効果が証明されている．

　以上の結果から，CRT 治療は十分な薬物治療にも関わらず NYHA 分類Ⅱ～Ⅳ度の心不全症状を有する低心機能（LVEF 35％以下）で，心電図上 QRS 幅 120～130 msec 以上の症例（NYHA 分類Ⅱ度症例では左脚ブロック）において有効であることが示され，確立された治療方法になった．

CRT の効果が予測できる心電図所見とはなにか

　REVERSE（Resynchronization Reverses Remodeling in Systolic Left Ventricular Dysfunction Trial）[5] のサブ解析などの結果では，QRS 幅が広い症例，特に QRS 幅が 150 msec 以上の症例において CRT の効果が高いことが判明している．また，MADIT-CRT では特に左脚ブロックの心電図にて CRT の効果が出ることが分かっている．

　一方，RethinQ（Cardiac Resynchronization Therapy in Patients with Heart Failure and Narrow QRS Study）[6] と EchoCRT（Echocardiography Guided Cardiac Resynchronization Therapy）試験[7] の結果により，QRS 幅の狭い症例に対する CRT の効果は否定的である．

　また，自己脈の心電図ではなく，右室ペーシングから CRT へのアップグレードも効果があることは臨床上よく経験している．

139

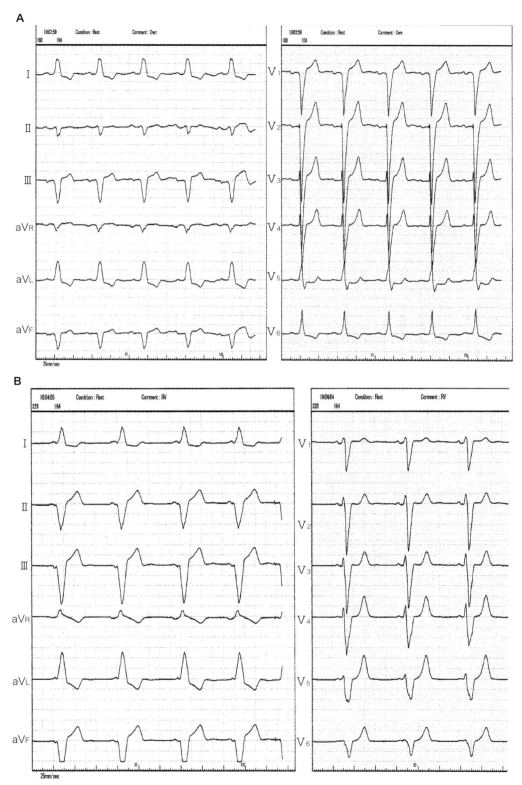

図4. CRT症例の心電図
A：術前（左脚ブロック），**B**：右室ペーシング

（次頁に続く）

16. 心臓再同期療法（CRT）：QRS幅が広い症例に有効

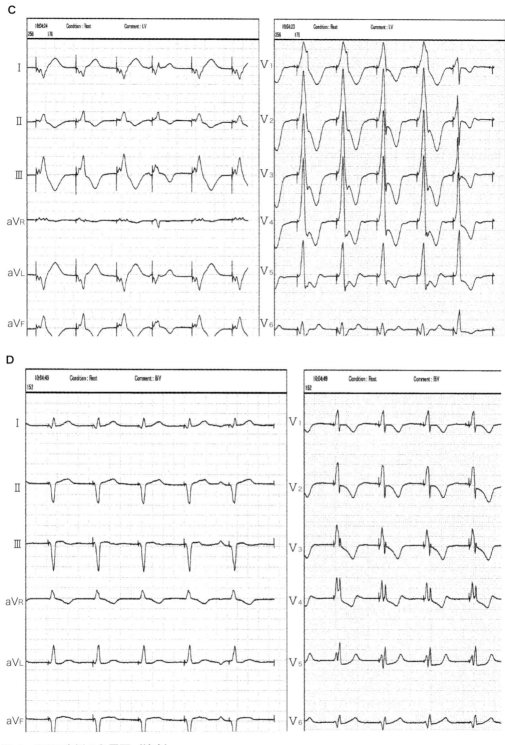

図4. CRT症例の心電図（続き）
C：左室ペーシング，**D**：両室ペーシング

141

筆者の施設で経験した CRT 症例の心電図を提示する（**図 4**）．この症例は NYHA 分類 Ⅲ度の心不全があり，LVEF 35% 以下，典型的な左脚ブロックであり，CRT の非常に良い適応と考えられた．CRT を行うことにより QRS 幅は狭くなり，心不全も改善した．

CRT の新しい機能

CRT の AV delay や VV delay の設定は心エコーによる標準化が一般的であったが，近年は自動的に AV/VV delay を設定する機能をもつ CRT が出てきている．また左室リードによる多点ペーシング機能も搭載されるようになってきた．これらの機能により，CRT のレスポンダーレートが改善することが期待されている．

文　献

1) Abraham WT, et al. N Engl J Med. 2002; **346**: 1845-1853
2) Bristow MR, et al. N Engl J Med. 2004; **350**: 2140-2150
3) Moss AJ, et al. N Engl J Med. 2009; **361**: 1329-1338
4) Tang AS, et al. N Engl J Med. 2010; **363**: 2385-2395
5) Linde C, et al. J Am Coll Cardiol. 2008; **52**: 1834-1843
6) Beshai JF, et al. N Engl J Med. 2007; **357**: 2461-2471
7) Ruschitzka F, et al. N Engl J Med. 2013; **369**: 1395-1405

17 QT延長症候群：
遺伝子型により変わる治療選択

- 先天性QT延長症候群では*LQT1*，*LQT2*，*LQT3*の3つの遺伝子型が大半を占めている．
- 遺伝子型によって生活指導や治療が異なるため，遺伝子型の診断は重要である．
- *LQT1*，*LQT2*に対する治療の第一選択はβ遮断薬であり，*LQT3*ではIb群のメキシレチンが多く用いられる．

QT延長症候群とはなにか

　QT延長症候群（long QT syndrome：LQTS）とは，心電図上のQT時間の延長とTorsades de pointes（TdP）と呼ばれるQRS波の極性と振幅が心拍ごとに刻々と変化する多形性心室頻拍（図1）を認め，失神や突然死を引き起こす症候群である．QT時間の延長とは，Bazett式により心拍数補正した修正QT時間（QTc＝QT／√RR）が440 msec以上の場合をいう．

1. 接線法によるQT間隔の計測（図2）

　T波の下行脚の最大傾斜部に沿った接線を引き，その接線が基線と交わったところをQT部分の終点としてQT間隔を計測する．なお，RR間隔の補正はその直前の拍で行う．
　また，QT間隔は脈拍数に応じて変動するので，計測された値は下記のBazettの式で補正する．

$$QTc = \frac{QT}{\sqrt{RR}}$$

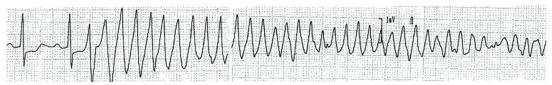

図1．QRの極性と振幅が心拍ごとに刻々と変化する多形性心室頻拍（Torsades de pointes）

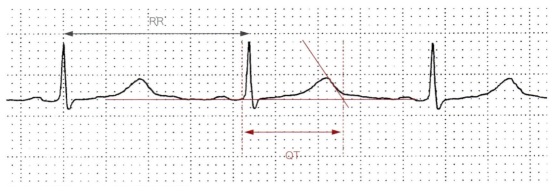

図 2. 接線法による QT 間隔の計測

表 1. 先天性 QT 延長症候群の原因遺伝子

	型	遺伝子座	原因遺伝子
Romano-Ward 症候群	LQT1	11 (11p15.5)	KCNQ1
	LQT2	7 (7q35-q36)	KCNH2
	LQT3	3 (3p21)	SCN5A
	LQT4	4 (4q25-q27)	ANK2
	LQT5	21 (21q22.12)	KCNE1
	LQT6	21 (21q22.12)	KCNE2
	LQT7	17 (17q23.1-q24.2)	KCNJ2
	LQT8	12 (12p13.3)	CACNA1C
	LQT9	3 (3p25)	CAV3
	LQT10	11 (11q23.3)	SCN4B
	LQT11	7 (7q21-q22)	AKAP-9
	LQT12	20 (20q11.2)	SNTA1
	LQT13	11 (11q23.3-24.3)	KCNJ5
Jervell and Lange-Nielsen 症候群	JLN1	11 (11p15.5)	KCNQ1
	JLN2	21 (21q22.12)	KCNE1

2. 分類：先天性と二次性

　QT 延長症候群は大きく先天性と二次性に分けられる．先天性では明らかな遺伝性を認める例のほかに，遺伝関係が明瞭でないかあるいは遺伝関係の調査が困難な例（特発性 QT 延長症候群）も含まれる．

　一方，薬物，電解質異常，その他の原因などで生じたものが二次性 QT 延長症候群である．最近の研究で，一見，二次性と思われる症例の中に先天性 QT 延長症候群の原因遺伝子の変異が発見される例が存在することが分かってきた．

　先天性 QT 延長症候群は心臓のイオンチャネルの異常によって起こる遺伝性の疾患である．遺伝形式の違いによって常染色体優性遺伝を示す Romano-Ward 症候群と，常染色体劣性遺伝を示す Jervel and Lange-Nielsen 症候群に分けられる．後者は先天性聾を伴う．Romano-Ward 症候群はこれまで 8 つの染色体上に 13 個の原因遺伝子が報告されている（**表 1**）．

17. QT延長症候群：遺伝子型により変わる治療選択

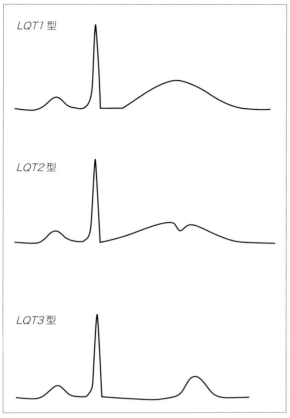

図3. 各遺伝子型による心電図の特徴
LQT1 型では幅が広いT波，*LQT2* 型では結節を伴う低いT波，*LQT3* 型では起始部が遅いT波を認める．

　遺伝子変異の頻度は，QT延長症候群1型（*LQT1*）が約40％，2型（*LQT2*）が約30〜40％，3型（*LQT3*）が10％と3つの遺伝子型で90％以上を占める．それぞれ次に示すような心電図の特徴を有する（**図3，図4**）．

- *LQT1* 型：幅が広いT波
- *LQT2* 型：結節を伴う低いT波
- *LQT3* 型：T波起始部が遅いT波

　後天性（二次性）QT延長症候群は，薬剤，電解質異常（低カリウム血症，低マグネシウム血症），徐脈などの誘因に伴ってQT時間が延長して発症する．後天性（二次性）QT延長症候群では，QT延長の誘因がなくなればQT時間は短縮するが，多くの症例ではもともとのQT時間もやや長い傾向にある．

遺伝子変異のタイプ

- *LQT1* 型：発作は多くは運動中に起こるが，特に水泳中に多いことが特徴である．原因はIKSをコードする *KCNQ1* の異常で，心電図では幅広いT波を認める（**図5**）．
- *LQT2* 型：発作の多くは，恐怖や驚きといった感情ストレス，睡眠中の騒音（目覚まし

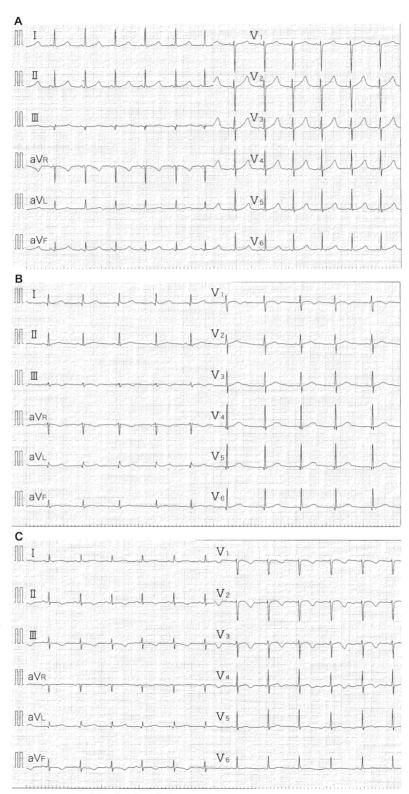

図 4. QT 延長症候群の典型的心電図所見
A：LQT1 型，**B**：LQT2 型，**C**：LQT3 型

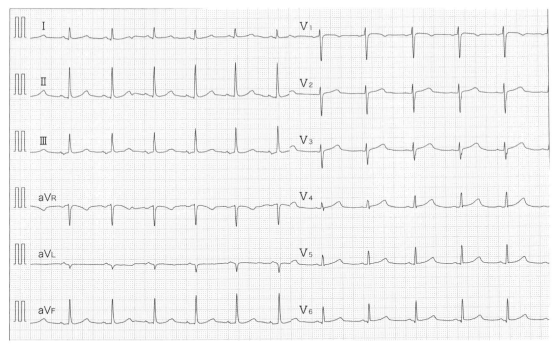

図5. *LQT1* 型の心電図（QT 438 msec, QTc 478 msec）

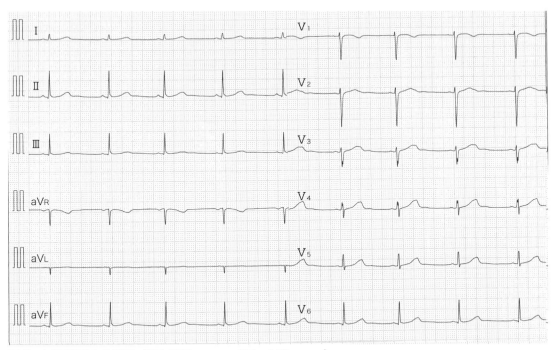

図6. *LQT2* 型の心電図（QT 470 msec, QTc 443 msec）

　　時計など）によって目覚めたときなど，急激に交感神経が緊張する状態で発症する．
　IKr をコードする *KCNH2* の変異が原因で，心電図では notch を伴う平低 T 波を認める
　（図6）．

表 2. LQTS のリスクスコアと診断基準

基準項目			点数
心電図所見	QT 時間の延長（QTc）[*1]	≧480 msec	3
		460〜479 msec	2
		450〜459 msec（男性）	1
	運動負荷後 4 分の QTc	≧480 msec	1
	TdP[*2]		2
	視覚可能な TWA		1
	ノッチ型 T 波（3 誘導以上）		1
	年齢不相応の徐脈[*3]		0.5
臨床症状	失神[*2]	ストレスに伴う	2
		ストレスに伴わない	1
	先天性聾		0.5
家族歴[*4]	確実な先天性 LQTS[*5] の家族歴		1
	30 歳未満での突然死の家族歴		0.5

点数の合計により，≧3.5 は診断確実，1.5〜3 は疑診，≦1 は可能性が低い，に分類される．

[*1] 治療前あるいは QT 延長を引き起こす因子がない状態で記録し，Bazett の補正式を用いて QTc を算出する

[*2] TdP と失神の両方ある場合は 2 点

[*3] 各年齢の安静時心拍数の 2 パーセンタイル値を下回る場合

[*4] 両方ある場合は 1 点

[*5] 先天性 LQTS リスクスコア≧3.5

[Schwartz PJ, et al. Circulation 2011；**124**：2181-2184／Schwartz PJ, et al. Circ Arrhythm Electrophysiol 2012；**5**：868-877 より作成]

・*LQT3* 型：発作の多くは，交感神経緊張が低下している睡眠中や安静時に多く，徐脈時に発生しやすい．原因遺伝子は Na^+ チャネルをコードする *SCN5A* である．心電図では T 波の開始が遅い（late appearing T wave）のが特徴である．

診断へのヒント

　先天性 QT 延長症候群の臨床診断においては Schwartz の診断基準（**表 2**）が用いられており，基準項目の合計点数が 3.5 点以上で診断確実，1.5〜3 点で疑診，1 点以下で可能性が低いと判定する[1]．

治療へのヒント

　QT 延長症候群の治療は，QT 延長に伴って生じる TdP 発症時の治療（急性期治療）と，慢性期の予防治療に分けられる．

17．QT 延長症候群：遺伝子型により変わる治療選択

表 3．先天性 LQTS に対する β 遮断薬の推奨とエビデンスレベル

	推奨クラス	エビデンスレベル	Minds 推奨グレード	Minds エビデンス分類
失神の既往や VT/VF を認めた症例	I	A	A	I
QTc≧470 msec の無症候症例	I	A	B	III
QTc＜470 msec の無症候症例のうち LQT1，LQT2，女性 LQT3 の症例	IIa	B	B	III
QTc＜470 msec の無症候症例のうち 男性 LQT3，遺伝子診断陰性または未検査の症例	IIb	C	C1	III

［日本循環器学会：遺伝性不整脈の診療に関するガイドライン（2017 年改訂版）．http://www.j-circ.or.jp/ guideline/pdf/JCS2017_aonuma_h.pdf．（2018 年 4 月閲覧）より許諾を得て転載］

表 4．先天性 LQTS に対する Na チャネル遮断薬（メキシレチン）の推奨とエビデンスレベル

	推奨クラス	エビデンスレベル	Minds 推奨グレード	Minds エビデンス分類
QTc＞500 msec の LQT3 症例での追加治療	IIa	B	B	III

［日本循環器学会：遺伝性不整脈の診療に関するガイドライン（2017 年改訂版）．http://www.j-circ.or.jp/ guideline/pdf/JCS2017_aonuma_h.pdf．（2018 年 4 月閲覧）より許諾を得て転載］

表 5．先天性 LQTS に対する ICD の推奨とエビデンスレベル

		推奨クラス	エビデンスレベル	Minds 推奨グレード	Minds エビデンス分類
VF または心停止の既往を有する症例		I	A	A	I
1）TdP，失神の既往 2）突然死の家族歴 3）β 遮断薬*に対する治療抵抗性	3 項目中 2 項目以上を満たす症例	IIa	B	C1	III
	3 項目中 1 項目以下の症例	IIb	B	C1	III
無症状で β 遮断薬も試されていない症例		III	C	C2	IVb

* β 遮断薬の有効性は症状と負荷による QT 延長の程度で判断する．LQT3 と診断された場合は β 遮断薬は無効とする．
［日本循環器学会：遺伝性不整脈の診療に関するガイドライン（2017 年改訂版）．http://www.j-circ.or.jp/ guideline/pdf/JCS2017_aonuma_h.pdf．（2018 年 4 月閲覧）より許諾を得て転載］

1．急性期

TdP は自然停止，および持続して心室細動に移行する場合がある．心室細動に移行したら直ちに電気的除細動が必要である．TdP の停止と急性期の再発予防には硫酸マグネシウムの静注（30〜40 mg/kg を 5〜10 分間で静注し，さらに 1〜5 mg/ 分で追加静注）が有効である．徐脈が QT 延長を増悪させ TdP の発症を助長する場合には，一時的ペーシングを行い心拍数を増加させる．再発予防の基本は β 遮断薬であるが，徐脈の増悪が予

149

測されれば一時的ペーシングを併用する．また低カリウム血症は TdP 発症を助長するので是正する．

2. 慢性期

・*LQT1* 型：生活指導として運動制限が必須である．無症候の患者でも体育系クラブや競争スポーツは禁止とし，水泳中の心事故が多いため，競泳，潜水などは禁止する．薬物治療としては，β遮断薬の有効性が証明されている．

・*LQT2* 型：急激な交感神経の緊張による心拍数の増加が誘因になっており，電話や目覚まし時計などの音刺激時に起きることが多い．誘因を避けるよう生活指導する．薬物治療としては *LQT1* 型同様 β遮断薬が適応となる．

・*LQT3* 型：*SCN5A* の機能亢進で発症する *LQT3* 型では Na$^+$ チャネル遮断薬のメキシレチンが有効とされている．

発作誘因となる運動制限や QT 延長をもたらす薬物使用の制限など日常生活の注意点を守り，さらに薬物治療を十分に行った上でも致死的発作がコントロールできない可能性が高い場合は，植込み型除細動器（ICD）が選択される．

表 3，**表 4** に日本循環器学会の薬物治療ガイドライン，**表 5** に植込み型除細動器適応のガイドラインを示す[2]．

文　献

1) Schwartz PJ, et al. Circ Arrhythmia Electrophysiol. 2012; **5**: 868-877
2) 日本循環器学会：循環器病ガイドラインシリーズ：遺伝性不整脈の診療に関するガイドライン（2017 年改訂版）

18 QT 短縮症候群：致死性イベントのリスクが高い

- QT 短縮症候群（SQTS）は心電図 QT 間隔の短縮と，若年性の心房細動や心室細動，突然死を特徴とする不整脈である．
- 補正 QT 間隔＜360 msec のときに SQTS の診断を考慮し，致死性心イベントの履歴や 40 歳未満の突然死家族歴，遺伝子型を含めて，多面的に評価する．
- 心房細動や徐脈などの上室性不整脈や，それに関連した症状が SQTS 発見のきっかけとなることがある．
- 有効な一次予防法や心イベントリスク予測法は確立していないが，植込み型除細動器（ICD）はハイリスク患者に対する二次予防として推奨される．

SQTS の昔と今

QT 短縮症候群（short QT syndrome：SQTS）は，心電図 QT 間隔の著明な短縮と若年性の心房細動，心室細動，突然死を特徴とする不整脈として，2000 年に Gussak らによって初めて報告された[1]．QT 短縮の原因は様々だが，これまでに家族性 SQTS の原因として，2004 年に K^+ チャネル変異が，2007 年には Ca^{2+} チャネル変異が同定された．さらに SQTS では変異の浸透率が高いことが分かってきたため，診断基準の項目として，心電図 QT 短縮のほかに，突然死の家族歴や遺伝子変異が重視されている．SQTS の診断ガイドラインは，2013 年に米国不整脈学会（HRS），欧州不整脈学会（EHRA），アジア環太平洋不整脈学会（APHRS）の合同声明（HRS/EHRA/APHRS expert consensus statement）と，欧州心臓病学会（ESC）のガイドラインがある（**表 1**）[2,3]．しかし SQTS が初めて疾患として認識されてからの歴史は浅く，報告された症例数も 2015 年時点で 132 例と少ないため[4]，リスク評価法や薬物療法の有効性は確立していない．

表 1．HRS/EHRA/APHRS expert consensus statement による SQTS 診断基準

① QTc≦330 msec（ESC ガイドラインでは 340 msec）
② QTc＜360 msec かつ以下の要件を 1 つ以上満たすとき
　　・遺伝子変異や SQTS の家族歴
　　・40 歳未満の突然死家族歴
　　・心室頻拍・心室細動エピソードがある

［Priori SG, et al. Heart Rhythm. 2013; **10**: 1932-1963 より作成］

QT 時間と SQTS の頻度

　　QT 延長だけでなく，QT 短縮も突然死と関連することは古くから示唆されてきた．1993 年，6,693 人の 24 時間 Holter 心電図で平均補正 QT 間隔（QTc）を解析したところ，QTc＜400 msec の群，QTc≧440 msec の群の突然死のリスクは，400 msec＜QTc＜440 msec の群よりもそれぞれ 2.4 倍と 2.3 倍高いと報告された．最近，健常者における QT 短縮の頻度と予後が大規模心電図解析と追跡調査で明らかになってきた．フィンランドの中年世代を 29 年間追跡した研究では，対象者 10,822 人の中に QTc≦300 msec の著明な QT 短縮例が 11 名含まれていたにも関わらず，心臓突然死や致死性不整脈は記録されていない．日本人 12,149 人の研究でも QTc≦300 msec の著明な QT 短縮例は 3 名で，いずれのケースも臨床徴候は示さなかった．別の日本人 105,824 人のデータでは，327 人の QT 短縮例のうち 2 人が致死性心イベントを経験した．以上より，QT 短縮そのものがかなりまれであり，心イベントを伴う SQTS はさらにまれであることが分かる．突然死リスクを有する SQTS の頻度は大まかに 1 万人から 5 万人に 1 人であると推計される．

診断へのヒント

1. 臨床症状と患者の特徴

　　最初に Gussak らが報告したように，SQTS は活動電位持続時間の短縮を反映して心房細動と心室細動を起こし，高率に心停止や突然死をきたす[1]．SQTS が診断されたきっかけについて SQTS 47 症例を調査した Mazzanti らの研究では，心停止からの蘇生と心電図 QT 短縮の偶発的な発見がそれぞれ 4 割，失神が 2 割であった[5]．心電図の QT 短縮や SQTS 遺伝子陽性は致死性心イベントのリスクが高いので，積極的に家族も心電図記録や遺伝子解析を行うべきである．QT 延長症候群（LQTS）が女性に好発するのと対照的に，SQTS は 89％が男性（47 例中 42 例）だった[5]．平均発症年齢は 23±11 歳と比較的若年者が多いが[5]，遺伝子型で見ると KCNQ1 変異キャリアが 17±25 歳であるのに対して KCNH2 変異キャリアは 35±19 歳と，年齢差が見られる[4]．

2. 心電図上の特徴

　　SQTS の心電図の特徴は，①QT 短縮に伴う不明瞭な ST 部分（QRS から直接 T 波へと移行する），②ほぼ左右対称で高い T 波，③T_{peak}-T_{end} の延長，④PQ 部分の低下，などである（図 1）．SQTS では QT 間隔が心拍数による影響を受けにくく，Bazett の補正は過剰補正になる傾向があるため，心拍数＜80 拍 / 分の QT 間隔を採用することが望ましいとされる．QTc については，330 msec（ESC のガイドラインでは 340 msec）と 360 msec が診断の基準となる．心臓電気生理検査（EPS）では心房と心室の有効不応期短縮が見られ，心房細動や心室細動が誘発されることがあるが，予後予測への有用性は確立していない[3]．また，症候性 SQTS と無症候性 SQTS の心電図上の違いは見つかっておらず[6]，QT 短縮の誘発試験も確立していない．SQTS の診断においては，高カリウム血

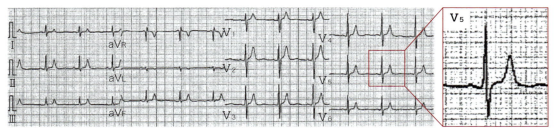

図 1．QT 短縮症候群の 1 症例
39 歳女性．動悸を自覚していたところ，突然意識消失し，心肺停止となった．AED にて除細動され，搬送後の心電図では QT 間隔の著明な短縮（QT 314 msec，QTc 349 msec）が認められた．心臓電気生理検査では容易に心室細動が誘発された．父親は 40 歳で突然死，家族内にも QT 間隔の短縮が複数人に認められ，SQTS と診断された．ICD 植込みを受けた．遺伝子解析では *KCNH2*-T618I 変異が見つかった．
［Harrell DT, et al. Int J Cardiol. 2015; **190**: 393-402 より許諾を得て転載］

症・高カルシウム血症などの電解質異常，発熱，アシドーシス，内分泌異常を除外する必要がある．

　SQTS では心房細動を伴うケースが約 26％と多く，心房細動の記録や心房細動に関連した動悸などの症状が SQTS 発見のきっかけになることがある[4]．胎児期，新生児期から心房細動や徐脈などの上室性不整脈が見られるのも SQTS の特徴である．SQTS 患者のうち，*KCNQ1* 変異キャリアには高率に心房細動（63％）や徐脈（75％）を合併するが，SQTS の最多の原因である *KCNH2* 変異キャリアでは心房細動は 21％と低かった[4]．Ca^{2+} チャネル変異キャリアでは，coved 型や saddle-back 型の Brugada 型心電図を示すことが報告されている．

3．現在の診断のコンセンサス

　HRS/EHRA/APHRS expert consensus statement では，**表 1** に示すように① QTc≦330 msec のとき，もしくは② QTc＜360 msec かつ以下の条件（遺伝子変異や SQTS の家族歴，40 歳未満の突然死家族歴，心室頻拍・心室細動エピソードがある）を 1 つ以上満たす症例を SQTS と診断する[2]（**表 1**）．ESC のガイドラインではわずかに異なり，①が 330 msec から 340 msec になっている[3]．さらに ESC のガイドラインでは Class 分類がつけられており，①のエビデンスレベルを Class Ⅰ，②のエビデンスレベルをⅡa としている．なお，健常日本人において QTc＜360 msec は男女ともに 0.1％未満と推定されている．

　これらのガイドラインとは別に，Gollob らは独自に QTc や臨床症状，家族歴，遺伝子変異によるリスクスコアリング法（Gollob スコア）を提唱している．さらに既往歴を評価項目から除外した修正 Gollob スコアも報告されているが[6]，現在のところ広く受け入れられているわけではない．

表 2. SQTS の原因遺伝子とその特徴

	機能変化	遺伝子名	機能, 蛋白	備 考
SQT1	機能亢進	*KCNH2*	瞬時活性型遅延整流性 K^+ チャネル, Kv11.1	SQTS の最多の原因（5割以上）
SQT2		*KCNQ1*	緩徐活性型遅延整流性 K^+ チャネル, Kv7.1	若年発症，高頻度の心房細動・徐脈（6割以上）
SQT3		*KCNJ2*	内向き整流性 K^+ チャネル, Kir2.1	
SQT4	機能低下	*CACNA1C*	Ca^{2+} チャネル α サブユニット, Cav1.2	Brugada 症候群とのオーバーラップ
SQT5		*CACNB2b*	Ca^{2+} チャネル $\beta 2$ サブユニット, Cav$\beta 2$	Brugada 症候群とのオーバーラップ
SQT6		*CACNA2D1*	Ca^{2+} チャネル $\alpha 2\delta 1$ サブユニット, Cav$\alpha 2\delta 1$	Brugada 症候群とのオーバーラップ

原因遺伝子と分子病態

　これまでに 6 つの SQTS 原因遺伝子（3 つの K^+ チャネルと 3 つの Ca^{2+} チャネル）が同定されている（**表 2**）．これらは LQTS の原因遺伝子でもあり，LQTS では K^+ チャネルの機能低下や Ca^{2+} チャネルの機能亢進によって活動電位すなわち QT 間隔が延長する．SQTS では逆に，K^+ チャネルの機能亢進や Ca^{2+} チャネルの機能低下によって活動電位持続時間が短縮する．そのため，有効不応期が短縮し，心房細動や心室細動が発生しやすくなる．現在までに 16 種類の変異が知られているが，頻度としては K^+ チャネル変異が多く，中でも *KCNH2* 変異が約半数を占める．*KCNQ1* 変異キャリアは，心房細動の合併が多く若年発症が多いという特徴がある[4]．Ca^{2+} チャネル変異キャリアは，Brugada 型心電図を合併することがある[7]．

　SQTS の定義が確定していないため，SQTS における正確な変異検出率は不明だが，おおよそ 20％ 程度と見積もられている[3]．SQTS では変異キャリアが発症する割合（浸透率）が高く，16 家系 51 人の変異キャリア中 42 人（約 82％）に QT 短縮が見られた[4]．遺伝子変異は SQTS 診断の項目として挙げられており，可能な限り遺伝子検査で変異を同定することが望ましい．

治療へのヒント

　治療指針としては，HRS/EHRA/APHRS expert consensus statement と ESC の 2 つのガイドラインがあるが，両者に大きな違いはない．SQTS では致死性心イベント再発率（10％ 程度 / 年；**図 2**）が高いため，心肺蘇生の履歴や自然発作として持続性心室頻拍・心室細動が見られる症例には植込み型除細動器（ICD）の使用が推奨される[2,3]．ICD の植込みができない症例や無症候 SQTS 症例に対しては十分なエビデンスレベルはないが，家族歴がある無症候例には Class Ⅱb としてキニジン，ソタロールの使用が考慮される[2]．HRS/EHRA/APHRS expert consensus statement では，ICD 植込みも Class Ⅱb として考慮される．

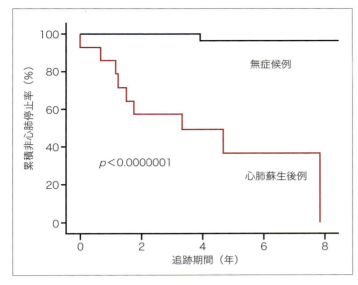

図2. 心肺停止発生率の違い
無症候例は0.4%/年の発生であったが，心肺停止蘇生後例では10.6%/年と高率に心肺停止を繰り返すと見積もられている．
[Mazzanti A, et al. J Am Coll Cardiol. 2014; **63**: 1300-1308 より作成]

1. 薬物治療

　SQTS症例における薬物治療の目標は，短縮した活動電位持続時間を延長させ，心房細動と心室性不整脈を予防することである．これまでキニジンの使用が多く報告されており，いずれの研究でもQTが有意に改善し，心室細動の誘発率も抑制した[8]．薬物の長期的な不整脈抑制効果については，53症例を64ヵ月間追跡した研究があり，キニジン投与が心イベントの発生を効率良く抑えた[9]．*KCNH2*変異キャリア8人とその他10人でキニジンのQT延長効果を比較したところ，QTcの延長はそれぞれ105±14 msecと49±4 msecと，*KCNH2*変異キャリアに対する効果が大きかった[9]．一方，ソタロールなどⅢ群抗不整脈の治療効果は乏しいという報告もあるが[10]，この研究では*KCNH2*変異キャリアだけを検討しており，SQTS全体に対する評価は定まっていない．フレカイニドとベプリジルのQT延長効果も報告されているが，症例数が少なく，さらなる検証を要する．

2. ICD

　心肺蘇生や心室頻拍・心室細動の既往を持つSQTS症例に対して，二次予防として行うICD植込みはClass Ⅰ適応である．しかし無症候性SQTS患者に対するICDの使用は意見が分かれ，HRS/EHRA/APHRS expert consensus statementでは，突然死の家族歴がある場合にはClass Ⅱb適応とされる．SQTS症例におけるICDでは，不適切作動が高頻度に起こることに注意しなくてはならない．Villafaneらが行った11症例の平均5.9年間の追跡では，7例（64%）に不適切作動が報告された[6]．その原因として，SQTSの臨床症状が身体活動の高い青年期に発症すること，心房細動を併発する症例が多いこと，高いT波をR波と感知してしまうことやリード損傷などが挙げられている．

文　献

1) Gussak I, et al. Cardiology. 2000; **94**: 99-102
2) Priori SG, et al. Heart Rhythm. 2013; **10**: 1932-1963
3) Priori SG, et al. Eur Heart J. 2015; **36**: 2793-2867
4) Harrell DT, et al. Int J Cardiol. 2015; **190**: 393-402
5) Mazzanti A, et al. J Am Coll Cardiol. 2014; **63**: 1300-1308
6) Villafane J, et al. J Am Coll Cardiol. 2013; **61**: 1183-1191
7) Antzelevitch C, et al. Circulation, 2007; **115**: 442-449
8) Gaita F, et al. J Am Coll Cardiol. 2004; **43**: 1494-1499
9) Giustetto C, et al. J Am Coll Cardiol. 2011; **58**: 587-595
10) Brugada R, et al. Circulation. 2004; **109**: 30-35

19 心房細動／心房頻拍の起源と波形：
P 波の形態に着目する

・心房細動／心房頻拍のアブレーションでは起源部位の同定が重要.
・好発部位を理解し P 波形を丹念に観察することで起源部位を推定できる.
・まず V_1 誘導で起源が左房か右房かの鑑別を行う.
・その後，他の誘導からさらに起源部位を絞り込んでいく.

心房細動 / 心房頻拍の起源とは？

　1998 年 Haïssaguerre らは，心房細動（atrial fibrillation：AF）の多くが肺静脈（pulmonary vein：PV）を起源とする心房性期外収縮により引き起こされること，AF を引き起こす心房性期外収縮（AF トリガー）の再早期興奮部位に対するアブレーションにより AF が治療可能であることを報告し，PV が AF の主な起源であることを示した（図 1-A）[1]．さらに 2000 年，PV 起源の AF トリガー（PV foci）を原因とする AF に対して，PV の電気的隔離で AF の根治が得られることを示し，AF のアブレーション方法として肺静脈隔離術（PV isolation：PVI）が確立され，以後広く AF のアブレーションが普及することとなった[2]．その後，PVI 後に残存する非 PV 起源の AF トリガー（non-PV foci）に対するアブレーションでさらなる治療成績の向上が得られることが明らかとなり，現在 AF のアブレーションでは，PV/non-PV foci に関わらずすべての AF 起源を同定し治療することが AF の根治に重要であると考えられている.

　一方，心房頻拍（atrial tachycardia：AT）に対するカテーテルアブレーションにおいても，巣状興奮型心房頻拍（focal AT）では，AF トリガーと同様に再早期興奮部位が AT の起源であり，その部位を同定し治療が行われる.

　このように，AF/AT のアブレーションではいかにその起源を同定するかということがポイントとなるが，そのためにはまず 12 誘導心電図の心房波（P 波）の形態から AF/AT の起源を推定することが重要となる.

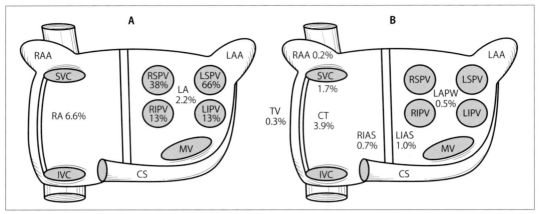

図1. 心臓のシェーマとAFの起源部位
A：AF起源部位と頻度．発作性AF患者におけるAFの起源部位とその頻度．91％の症例がいずれかもしくは複数の肺静脈にAFの起源を有した．
B：non-PV fociの好発部位および頻度．発作性および持続性AF患者における，肺静脈隔離後に出現するnon-PV fociの好発部位およびその頻度．
RA：右心房，LA：左心房，LSPV：左上肺静脈，LIPV：左下肺静脈，RSPV：右上肺静脈，RIPV：右下肺静脈，RAA：右心耳，SVC：上大静脈，CT：分界稜，TV：三尖弁輪，IVC：下大静脈，RIAS：右房中隔，CS：冠状静脈，MV：僧帽弁輪，LAA：左心耳，LAPW：左房後壁，LIAS：左房中隔
［AはHaïssaguerre M, et al. N Engl J Med. 1998; **339**: 659-666，BはSantangeli P, et al. Heart Rhythm. 2017; **14**: 1087-1096 より作成］

P波形によるAF/ATの起源部位推定の考え方

1. 好発部位を知る

　AF/ATの起源部位を推定するにあたり，まずはその好発部位を知ることが大切である．AFの起源としては，前述のようにPVが最も多い（**図1-A**）[1]．それ以外のnon-PV fociはおよそ10～30％程度の症例で認めるとされ，頻度は報告により若干異なるが，右心系では上大静脈，分界稜，三尖弁輪，右心耳，冠状静脈，右房中隔などが，左心系では僧帽弁輪，左心耳，左房後壁，左房中隔などが好発部位として挙げられる（**図1-B**）[3]．focal ATの起源も，頻度は異なるがAFの起源と同様の部位に好発する．

2. P波形から起源部位を推定する

　AFトリガーやfocal ATは，そのP波形からおおまかな起源部位を推定することが可能である．基本的な考え方は以下の通りである．

- P波の極性を次のように分類する：①陽性（＋），②陰性（−），③二相性：陽性/陰性（＋/−），④二相性：陰性/陽性（−/＋）．
- 最初にV₁誘導のP波の極性を見て，起源が右房か左房かを推定する．
- その後さらに，下壁誘導（Ⅱ・Ⅲ・aV_F誘導），Ⅰ・aV_L誘導を参考に，起源部位を絞り込む．

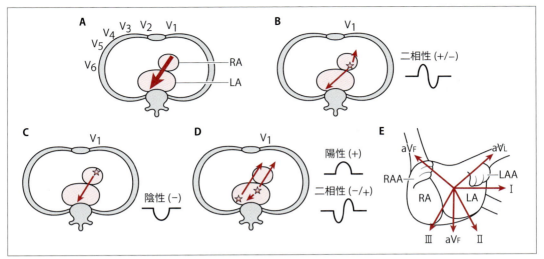

図 2. 胸郭内の心臓と 12 誘導心電図の各誘導との位置関係
A：胸郭の横断面と胸部誘導の関係．矢印は右房から左房に向かう興奮のベクトルを表す．
B～D：洞調律時および各起源期外収縮時における心房内の興奮伝播様式と V_1 誘導の極性．B：洞調律および右房起源，C：右房前側壁起源，D：左房起源．E：心房正面像と肢誘導の関係．

以下に，代表的な誘導における P 波の極性と起源部位の関係について述べる．

3. V_1 誘導

図 2-A のように，右房から左房に向かう興奮のベクトルを最も反映するのが V_1 誘導であり，起源が右房か左房かの鑑別に有用である．洞調律では，洞結節で生じた興奮が前方に向かい，その後左房に伝わるため，V_1 誘導は二相性（+/−）となる（図 2-B）．右房起源では，V_1 誘導は洞調律と同様に（+/−）か，もしくは右房前側壁起源では（−）となる（図 2-B, C）．一方，左房起源では，V_1 誘導は洞調律と逆の（−/+）となるか，もしくは（+）となる（図 2-D）．ただし，右房でも後方の構造物である上大静脈や分界稜，後中隔，冠静脈洞などが起源の場合，V_1 誘導が（+）や（−/+）となる場合もあるため注意が必要である．

4. 下壁誘導（Ⅱ・Ⅲ・aVF 誘導）

上下方向の興奮のベクトルを反映し，起源が高位か低位かの判断に有用である（図 2-E）．下壁誘導がすべて（+）の場合，高位の構造物である上大静脈，右心耳，高位分界稜，左右上肺静脈，左心耳などが起源として疑われる．逆に下壁誘導がすべて（−）の場合，三尖弁輪低位，低位分界稜，冠静脈洞入口部や体部，僧帽弁輪低位などの起源を疑う．

5. Ⅰ・aVL 誘導

左右方向の興奮ベクトルを反映し，起源が右房か左房かの指標の 1 つとされる（図 2-E）．aVL 誘導が（−）もしくは平坦となるのは左房起源であるとも報告されるが，右

159

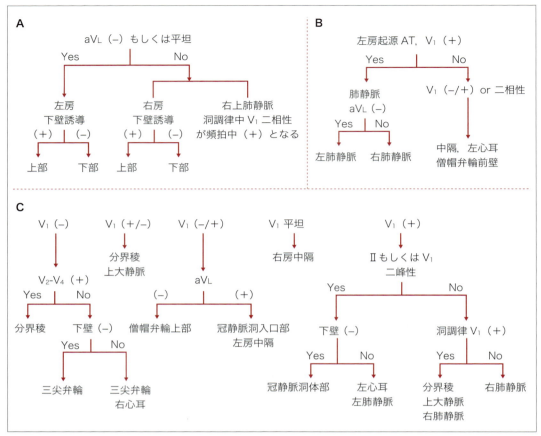

図3. focal AT の起源推定のアルゴリズム
P波の極性による focal AT の起源推定のアルゴリズム．
A：Tang らのアルゴリズム，**B**：Hachiya らのアルゴリズム，**C**：Kistler らのアルゴリズム
[Tang CW, et al. J Am Coll Cardiol. 1995; **26**: 1315-1324／Hachiya H, et al. Circ J. 2005; **69**: 205-210／Kistler PM, et al. J Am Coll Cardiol. 2006; **48**: 1010-1017 より作成]

房と左房の位置が正確に左右の位置関係ではないため，起源が右房か左房か予測する正確性は V_1 誘導に劣る．Ⅰ・aV_L 誘導がともに（−）の場合，左房側壁側である左肺静脈，左心耳，僧帽弁輪側方などが起源として疑われる．逆にともに（＋）の場合，右房側壁側である三尖弁輪や分界稜などが起源として疑われる．

6. P波の幅について

　心房中隔近傍の起源ではP波の幅は洞調律と比べて狭くなるため，P波の幅も起源推定の参考となる．

7. 起源部位推定のアルゴリズム

　上記所見をもとに AF/AT の起源部位を絞り込んでいくわけであるが，これら知見をまとめたものとして，P波形による focal AT の起源推定のアルゴリズムが報告されている（図3）．Tang らは，aV_L・V_1 誘導のP波形から，AT の起源が右房か左房かを判別する方

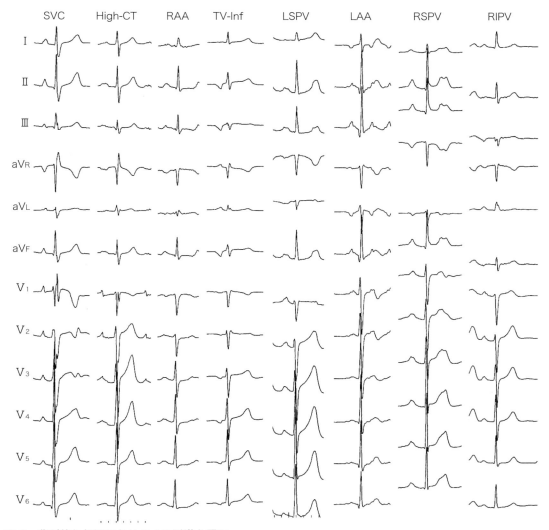

図 4. 典型的な起源における 12 誘導心電図
High-CT：高位分界稜, TV-Inf：三尖弁輪下方

法について述べた[4]. また Hachiya らは, 左房起源の AT について, V_1・aV_L 誘導からその起源を推定した[5]. Kistler らは, V_1・aV_L, 下壁誘導の P 波形から起源を同定するための方法について報告した[6]. 起源部位推定の参考とされたい.

典型的な起源の心電図

図 4 に筆者の施設で経験した典型的な起源ごとの実際の P 波形の例を, 図 5 に各起源部位と P 波極性の関係を示す. 以下に各部位ごとの特徴について述べる.

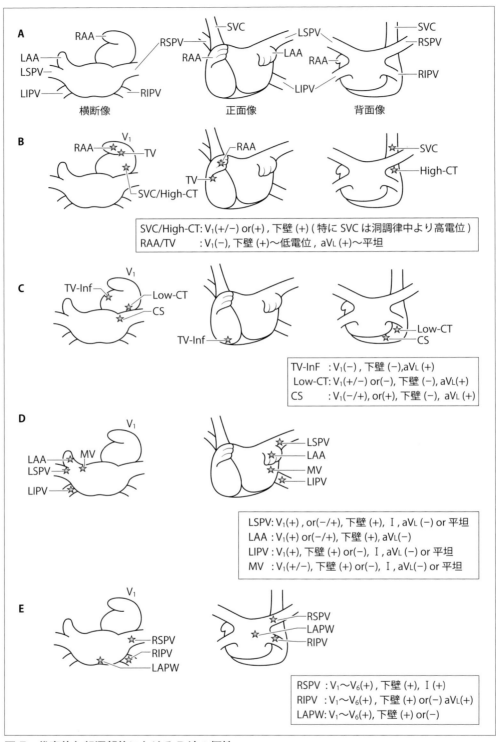

図 5. 代表的な起源部位における P 波の極性
A：心臓の横断面，正面像，背面像それぞれのシェーマ
B～F：各起源部位と P 波の極性の関係；**B**：高位～中位右房起源，**C**：低位右房起源，**D**：左房前側方起源，**E**：右上下肺静脈・後壁起源
Low–CT：低位分界稜

（次頁に続く）

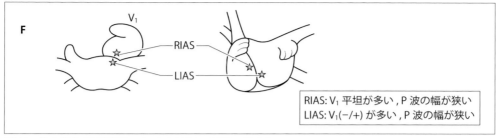

図 5. 代表的な起源部位における P 波の極性（続き）
F：中隔起源

1. 高位〜中位右房起源（図 5-B）

- 上大静脈・高位分界稜：右房でも後方に位置し，V_1 誘導は洞調律と同様に（＋／−）か，もしくは（＋）を示す場合もある．下壁誘導は（＋）であるが，特に上方の上大静脈起源では洞調律と比し P 波高は高電位となる．上大静脈や高位分界稜起源では，右上肺静脈起源との鑑別が困難な場合が多い．
- 右心耳・三尖弁輪自由壁：右房の右前方に位置し，V_1 誘導は（−）となる．下壁誘導の極性は高さにより異なる．aV_L 誘導は（＋）もしくは等電位を示す．

2. 低位右房起源（図 5-C）

- 三尖弁輪下方・低位分界稜・冠静脈洞：右房下方に位置し，下壁誘導は（−），aV_L 誘導は（＋）となる．V_1 誘導は，前胸部近くでは（−），それ以外では（＋／−）となる．ただし，冠静脈洞は V_1 誘導が左心房と同様の極性となるため，（−／＋）もしくは（＋）となる場合もあり注意が必要である．冠静脈洞起源は，後中隔起源や僧帽弁輪下方，左房低位後壁などの低位左房起源との鑑別が困難となる．

3. 左房前側方起源（図 5-D）

- 左上下肺静脈・左心耳・僧帽弁輪：V_1 誘導は，左房の後方では（＋），左房前方では（−／＋）となる．Ⅰ・aV_L 誘導は（−）もしくは平坦となり，特に左側である左心耳や僧帽弁輪の外側ではⅠ・aV_L 誘導はともに（−）となる．深い（−）のⅠ誘導は左心耳を疑う．

4. 右上下肺静脈・後壁起源（図 5-E）

左房の中でも最も後方に位置し，V_1 含めて全胸部誘導が（＋）となる．右上肺静脈ではⅠ誘導が（＋）となる．

5. 中隔近傍（図 5-F）

一定の極性を示さない場合が多いが，V_1 誘導では右房中隔で平坦，左房中隔で（−／＋）を示すことが多い．洞調律と比べ，P 波の幅が狭くなる．

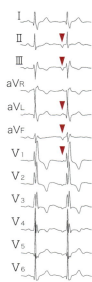 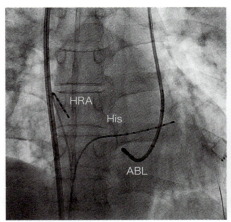 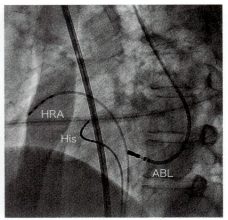

正面像　　　　　　　　　　左前斜位 60°

図6. PLSVC 起源 AF トリガーの症例
PLSVC 起源の AF トリガー症例における心房性期外収縮の 12 誘導心電図,並びにアブレーション成功部位を示す.AF トリガーの P 波の極性は V₁ 誘導（−/＋）,下壁誘導（−）,aVL 誘導（＋）であり,起源は左上大静脈遺残（PLSVC）内を想定.本症例では PLSVC と右心系に交通がないため,左鎖骨下静脈経由で PLSVC 内にアプローチしマッピングを施行,再早期部位への焼灼で根治可能であった.
HRA：高位右房,His：His 束,ABL：アブレーションカテーテル,▼：心房性期外収縮の P 波

特殊な起源や起源部位推定困難例

1. 特殊な起源

　　特殊な構造を起源とする場合にも,同様の考え方で起源の推定を行うことはできる.筆者の施設で経験した左上大静脈遺残起源,巨大右房憩室起源の波形を示す（**図6**,**図7**）.P 波の極性からおおまかな起源部位の推定が可能であった.

2. 起源部位推定困難例

　　過去のアブレーションや心臓手術の既往,あるいは心筋障害などを原因とした心房内伝導障害を有する例では,P 波形に変化が生じ,先ほどの考え方やアルゴリズムが適応できない場合があり,注意を要する.そのような例では,P 波形から起源部位を推定することは困難であり,心内マッピングカテーテルを用いた丹念なマッピングが必要となる.

診断へのヒント

1. P 波形からの起源推定の限界

　　左上肺静脈／左心耳,右上肺静脈／上大静脈／高位分界稜,三尖弁輪／右心耳,冠静脈洞／後中隔／僧帽弁輪／左房後壁などは,それぞれが近接する部位にある.これらを

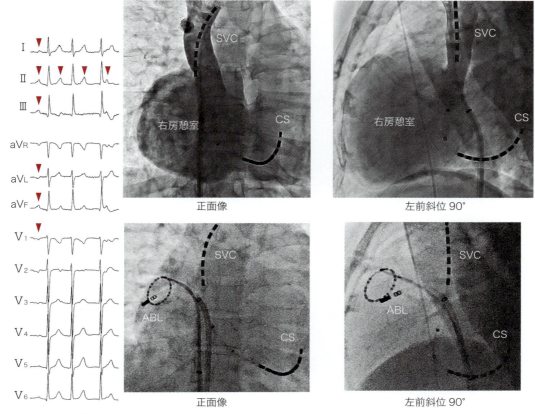

図 7. 巨大右房憩室起源 AT の症例
巨大右房憩室起源の AT 症例における 12 誘導心電図，並びにアブレーション成功部位を示す．P 波の極性は V₁ 誘導（−），下壁誘導（+），Ⅰ誘導（+），aVL 誘導（−）であり，起源は RA 憩室の比較的高位を想定．上記位置に再早期部位を認め，同部位への焼灼で AT は停止し誘発不能となった．
▼：心房性期外収縮の P 波

起源とする場合，P 波が同様の極性となり，判別が困難となる場合がある．P 波形からの起源部位推定はあくまで診断補助の 1 つであり，おおまかな起源部位を推定することで，その後の心内カテーテルによるマッピングをスムーズに行うことが可能となる．実際のマッピングの際は，上記近接した部位が起源である可能性を常に念頭に置き，P 波形から推定される起源部位を中心に周辺の詳細なマッピングを行っていく．

治療へのヒント

筆者の施設における，実際の AF/AT の起源同定および治療方法について述べる．

1. PVI

AF のアブレーションでは，比較的若年で明らかに上大静脈起源である場合や 1 つの肺静脈に限局した起源と考えられる場合を除き，まず全例で 4 本の PVI を施行する．発作性 AF の症例では，最近は主に冷凍凝固バルーンカテーテルを用いて PVI を施行してい

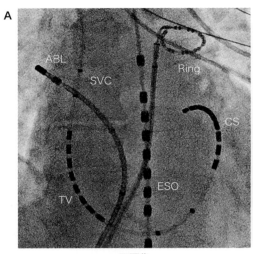

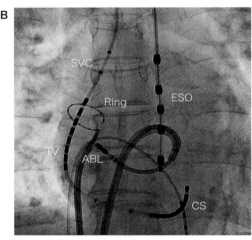
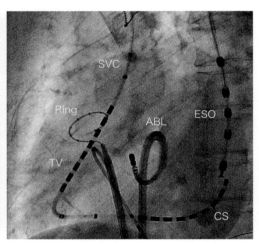

正面像　　　　　　　　　　　左前斜位 60°

図 8. non-PV foci マッピング時のカテーテル配置
A：non-PV foci 誘発時の心内マッピングカテーテル配置．リングカテーテルを左上肺静脈，アブレーションカテーテルを右上肺静脈，多極電極カテーテルを冠状静脈 – 三尖弁輪 – 上大静脈へ留置している．
B：non-PV foci 誘発後のマッピング．本例では中隔起源を疑い，リングカテーテルを中隔へ配置し，アブレーションカテーテルを用いてさらに詳細なマッピングを施行している．
Ring：リングカテーテル，ESO：食道温モニタリングカテーテル

る．左共通幹の発作性 AF 症例や持続性 AF の症例では，高周波アブレーションカテーテルを用い，同側の上下 PV を前庭部も含めて広範囲に一括隔離する拡大 PVI を施行している．

2. non-PV foci の誘発

PVI 後，non-PV foci の誘発およびアブレーションを施行する．自然に non-PV foci を認めない場合は，最大 20 μg/ 分までの高用量イソプロテレノール負荷を施行，また心房連続刺激で心房細動を誘発後に除細動を施行することで，non-PV foci の誘発を行う．

3. non-PV foci のマッピングおよびアブレーション方法

　誘発施行時の心内マッピングカテーテルの配置は**図8-A**の通りである. イソプロテレノール負荷時は, 刺激とならないようアブレーションカテーテルおよびリングカテーテルは隔離したPV内に留置しておく. non-PV fociが誘発されたら, P波形から起源部位を推定, また冠状静脈-右房側壁-上大静脈に留置された心内電極カテーテルの興奮順序からさらに起源部位を絞り込む. その後, **図8-B**のように, 推定される起源部位周辺へリングカテーテルを配置し, アブレーションカテーテルを用いてさらに詳細なマッピングを行い, 起源部位を特定する. 起源部位を特定した後は, 上大静脈や左房後壁起源では隔離を, それ以外の起源では再早期部位を同定・焼灼を施行し, non-PV fociが誘発不能となるまで治療を行う.

4. focal AT のアブレーション

　focal ATにおいては, 術前にP波形から起源部位を推定しておくことは, アプローチ方法（右房か左房か）, 使用するシースやカテーテルの種類, マッピング中のカテーテル配置などの選択において有用な情報となる. マッピングおよびアブレーションの手順は, non-PV fociの場合と同様に, 起源と推定される部位を中心に詳細なマッピングを行い, アブレーションを行う. 安定したATでは, 起源部位の特定に三次元マッピングシステムが有用である.

5. 誘発困難例のマッピングについて

　誘発される頻度が少ない場合や複数個所の起源を不規則に認める場合, すぐにAFとなってしまい洞調律維持ができない場合などでは, マッピングが困難となる. AFの誘発と除細動を繰り返しながら, non-PV fociを誘発しマッピングを行う必要がある場合もある. このような例では特に, 数少ない誘発の際に起源部位を特定する必要があり, あらかじめP波形から起源部位を推定し効率的にマッピングを行うことが重要となる. 最終的に起源部位のピンポイントの同定が困難な場合は, 広範囲焼灼を行うなど診断的治療にならざるを得ない場合もある.

　P波形のみからAF/ATの起源を正確に特定することは困難であるが, ある程度の起源部位を絞り込んでおくことでその後のマッピングをスムーズに行うことが可能となり, ひいてはアブレーションによる治療成績向上に繋がると考えられる. 本項がAF/ATアブレーションの一助となれば幸いである.

文　献

1) Haïssaguerre M, et al. N Engl J Med. 1998; **339**: 659-666
2) Haïssaguerre M, et al. Circulation. 2000; **101**: 1409-1417
3) Santangeli P, et al. Heart Rhythm. 2017; **14**: 1087-1096
4) Tang CW, et al. J Am Coll Cardiol. 1995; **26**: 1315-1324
5) Hachiya H, et al. Circ J. 2005; **69**: 205-210
6) Kistler PM, et al. J Am Coll Cardiol. 2006; **48**: 1010-1017

20 注意すべきペースメーカ心電図：
下限レートより遅い or 速いペーシングを見たら

- ペースメーカ心電図を判読するにはペースメーカの基本的作動について，特に見えないところで働いている不応期・休止期などの理解が必要である．
- 近年，右室ペーシングを避けるようなペーシングアルゴリズムが使用されることがあるが，ときに複雑な挙動を示す．その場合にはその機能をいったん OFF とすると問題が解決することがある．
- 心房細動・心房粗動はペースメーカの苦手とする不整脈で，下限レート以上でペーシングしている場合は抑制モード（DDI や VVI）にすると理解しやすい．

ペースメーカの昔と今

　徐脈性不整脈に対するペースメーカは 1950 年代に臨床使用が開始された．技術の革新は本体の小型化と電池寿命の延長という矛盾した問題を解決してきた．当初は救命のためのペースメーカであり心室ペーシングを必須としていたが，心室ペーシングは有害なことがあり，不必要な右室ペーシングは抑制するというコンセプトに変わってきた．その他，自動閾値測定，出力調整をはじめとした自動化，そして不整脈イベントのメモリー機能など診断機能の向上があり，さらにインターネットを介した遠隔モニタリングまで可能になった．ハード面では MRI 撮像が可能になり，とかくトラブルの多かったリードを用いないペースメーカの実用化にもたどり着いた．

ペースメーカ心電図の考え方

　通常，ペースメーカ植込み時に設定する項目は，感度，出力，下限，上限レート，房室伝導時間程度である．しかしペースメーカが誤作動しないように本体の中ではいろいろな不応期や休止期があり，それが心房リード側と心室リード側双方に関連していることを理解することがペースメーカ心電図を理解するコツであると思われる．新しい機能が追加されるとまた新たな制限が発生し，さらにこれらのパラメータがメーカーごとに異なることが理解をさらに複雑にしている．

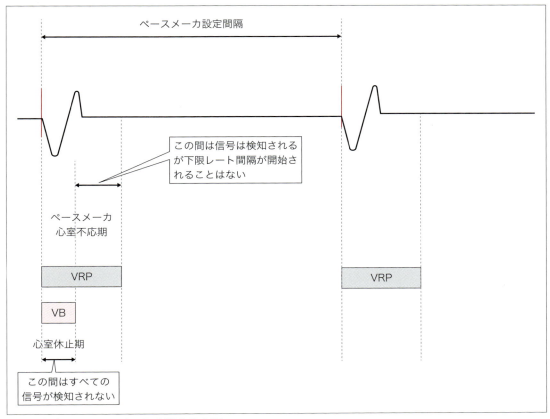

図1. 心室ペーシング時の不応期と休止期
VRP：ventricular refractory period（心室不応期），VB：ventricular blanking（心室休止期）

不応期（refractory period）と休止期（blanking）とはなにか

　不応期とは基本下限レート間隔が開始されることのない期間をいい，その不応期の中にすべての信号の検知がブロックされている期間を休止期という．つまり不応期内の信号は見えているが無視され，休止期内の信号はまったく見えないと理解すれば良い．すべての不応期は休止期で始まる（**図1**）．これらの不応期は自らの刺激スパイクや興奮波（心室の場合はQRS波），残存電位などを感知することを防いでいる．

1. DDDペースメーカの基本的周期

　図1のVVIモードのようなシングルチャンバーであれば比較的単純であるが，DDDモードのように2つの感知チャネルがある場合は，お互いの干渉などを除く必要があるためさらに複雑な不応期・休止期が発生し，それに下限レート，上限レートも関連してくる（**図2**）．DDDペースメーカの基本的周期は，①下限レート（lower rate interval：LRI），②心室不応期（ventricular refractory period：VRP），③房室伝導間隔（ario-ventricular interval：AVI），④心室後心房不応期（post ventricular refractory period：PVARP）となっている．VRPについては前述した通りである．ではPVARPは何のためにあるのだ

169

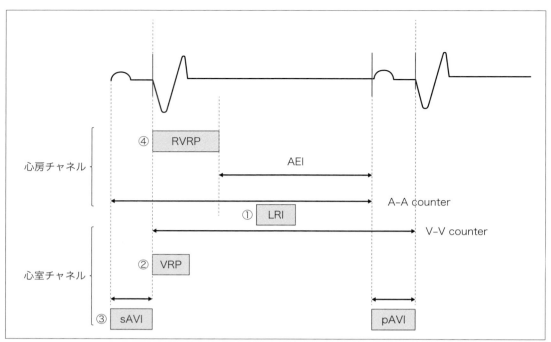

図2. DDDペースメーカの基本周期
sAVI：sensed AVI，pAVI：paced AVI，AEI：atrial escape interval（心房補充間隔）

ろうか．これは心房チャネルであることに注意が必要である．心室期外収縮（PVC）や心室ペーシング後に室房伝導がある症例がある．その場合，もしその逆伝導してきた心房波を心房チャネルが感知して同期してしまうと頻拍ペーシングとなってしまう．この頻拍をペースメーカ頻拍（pace maker tachycardia：PMT）あるいは endless loop tachycardia（ELT）と呼ぶ．この PMT あるいは ELT を防ぐために PVARP が存在する．この頻拍はしばしば上限レート近傍でペーシングされるので，上限レート近傍でペーシングされている波形を見たら疑って良い（**図3**）．近年のペースメーカでは，PMT，ELT を防ぐために頻拍が持続すると自動的に PVARP を延長する機能がついているものもある．

さらに，DDDペースメーカでは房室クロストークを防ぐために，⑤心房後心室休止期（post atrial ventricular blanking：PAVB）が心室のチャネルに追加されている（**図4**）．心房のペーシングあるいは興奮波を心室のチャネルが感知してしまうと，ペースメーカは心室興奮があるものと誤認してしまう．この現象を房室クロストークというが，これが起こった場合，房室ブロックの症例では**図5**のように心停止となってしまい，非常に危険である．しかし，この PAVB 後にもし PVC が発生した場合，その PVC は感知されず，心房興奮から設定された AVI で心室ペーシングが行われてしまう．もし AVI を長く設定していると PVC の T 波にスパイクが重なってしまうことが起こりうる（**図6**）．それを防ぐ機能として，⑥心室安全ペーシング（ventricular safety pacing：VSP）がある．**図7**のように PAVB が終了した後，心室チャネルに信号を感知した場合，VSP が行われる．VSP 間隔は R on T を防ぐため，通常心房ペーシングの後 100 msec くらいのタイミングで

20. 注意すべきペースメーカ心電図：下限レートより遅い or 速いペーシングを見たら

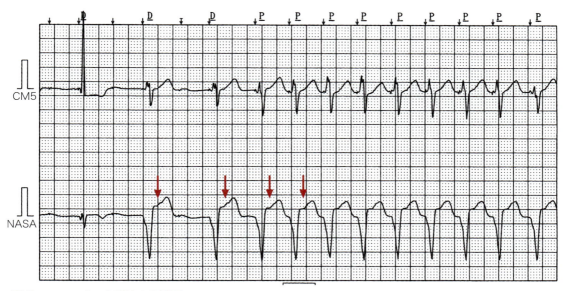

図3. ペースメーカ頻拍の心電図
第1拍目のQRS波は長い房室伝導の自己QRS波で，第2拍目は心室ペーシングとなっている．心室ペーシングの後には矢印のように逆伝導性のP波が認識できる．4拍目以下ペースメーカ頻拍となっている．

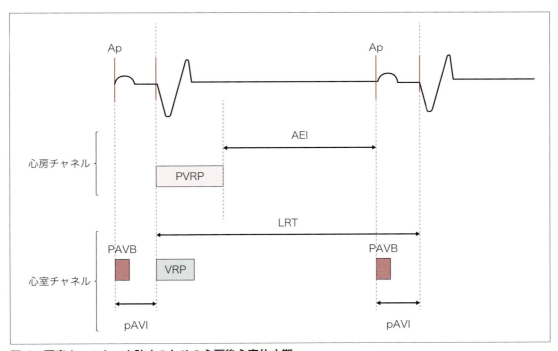

図4. 房室クロストーク防止のための心房後心室休止期
Ap：心房ペーシング．

171

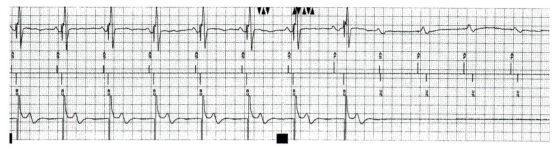

図 5. 房室クロストークが起こった房室ブロック症例

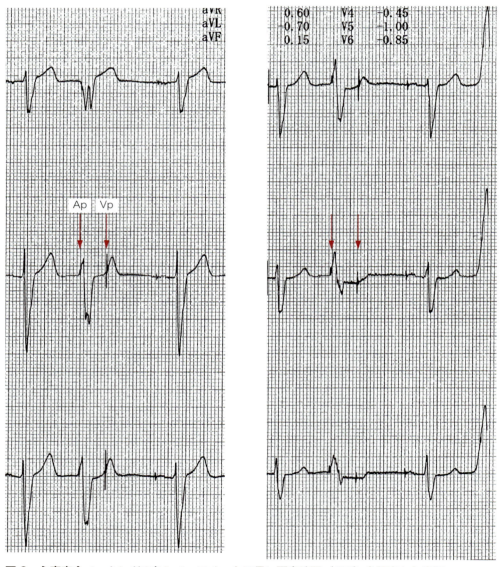

図 6. 心室安全ペーシングのないペースメーカに長い房室時間（AVI）を設定した症例
本例は心室安全ペーシングのないメーカーの ICD 患者に起こった現象である．
Ap：心房ペーシング，Vp：心室ペーシング

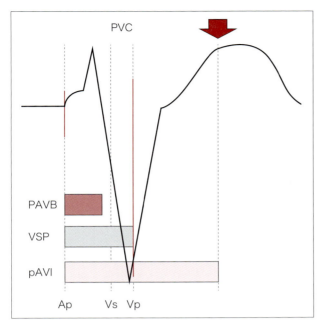

図7．心室安全ペーシング
もしも心室安全ペーシングがないと矢印のタイミングで心室ペーシングが行われ，図6のような心電図になると予想されるが，Vp のタイミングで心室ペーシングが行われるため無効ペーシングとなる．一方，房室ブロックでこの PVC がないときであれば，図5のような心停止にはならない．
PVC：心室性期外収縮， Vs：心室感知

ペーシングされるので，QRS 内にスパイクが確認でき，無効ペーシングとなる．この VSP が行われることでもし PAVB 後に心房興奮シグナルを感知したとしても，短い AVI で心室ペーシングが行われることになり，図5のような心停止は免れる．

2．心房チャネルの不応期と休止期

①上限レート応答

図8のように心房は不応期が長く，前述した PVARP と AVI を足したものを全心房不応期（total atrial refractory period：TARP）と呼ぶ．この TARP 内で発生する心房シグナルは感知できても AVI や LRI をリセットできない．つまり TARP より遅い上限レート（長いインターバル）を設定すると，運動による洞調律の上昇に伴い上限レートでペーシングが行われた（Wenckebach operation）後，2:1 ペーシング（2:1 block operation）になる．TARP を無視してそれ以上の上限レートを設定してしまうと Wenckebach operation を経ずにいきなり 2:1 block operation となり，運動中に突然の心拍低下が起こる（図9）．最近は PVC 後の PMT を防ぐためと上限レート制限を緩和する目的で，心拍数に応じて PVARP を自動的に調節するペースメーカが多い．

②モードスイッチ機能

DDD ペースメーカ植込み患者に心房細動が起こると，上限レート近傍でペーシングされることが予想される．このようなことを防ぐために，心房レートが早く検知された場合（通常は 180 拍／分前後），DDD モードから DDI モードに変更するモードスイッチ（MS）機能がある．もし長い心房の不応期（TARP）中にまったく心房の信号が見えなかった場合はこの機能は使えない．TARP 内には，まったく心房の信号が見えない心房休止期（atrial blanking：AB）と，心室後心房休止期（post-ventricular atrial refractory

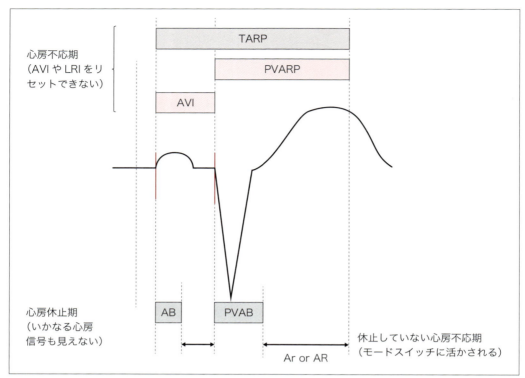

図8. 心房チャネルの不応期と休止期
AB：atrial blanking（心房休止期），PVAB：post-ventricular atrial refractory blanking（心室後心房休止期），Ar・AR：不応期内心房センシング

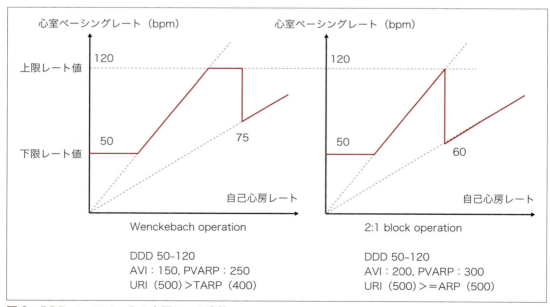

図9. DDDペースメーカの上限レート応答
URI（upper rate interval，上限レート）をTARPより短く設定すると運動中にいきなり2:1 blockになる．

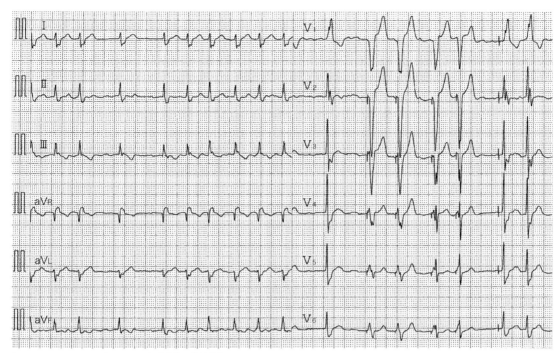

図10. モードスイッチ不全症例の心電図

blanking：PVAB）がある．前者は自らのペーシングスパイクやP波を見ないようにするためだが，後者は心室側のペーシングスパイクやQRS波を見ないために設けられる．この2つの休止期以外はTARP内といえど心房信号を検知し，MSに利用される．TARP内で検知された心房の信号はArあるいはARなどと表記されている（**図8**）．このようにMS機能には涙ぐましい努力があるが，心房細動波が小さく感知不全を起こし，MSが機能せず速い心室ペーシングがしばしば行われる（MS不全；**図10**）．

以上，不応期と休止期の基礎的な部分を述べた．それぞれの略号が，PVARP，PVAB，PAVBなど似たものが多く，混乱しやすいものと思われる．筆者も混乱したときは略号ではなくfull spellで意味を確認するようにしている．

悩ましいペーシング波形を見たときの対処と診断のヒント

現在のペースメーカにはいろいろなモニター機能がついており，頻脈などが検出されれば，ある程度は記憶され，確認できる．しかしPMTなどは実際には頻脈になっているのにペースメーカ自体は正しい挙動をしていると判断しているため記録はされない．またMSなどは回数・時間などは記録されているが実際には前述のように心房のアンダーセンシングも起こりうるため，心房細動の診断が必ずしも正しくないかもしれない．よって，大切なこととして，めまいや眼前暗黒感などの徐脈によって起こりそうな症状や動悸などの訴えがあった場合は，ペースメーカ起因性の不整脈も頭に入れてHolter心電図などで確認する必要がある．ペースメーカは頭が良く自信家なのだが，独断的になるのである．

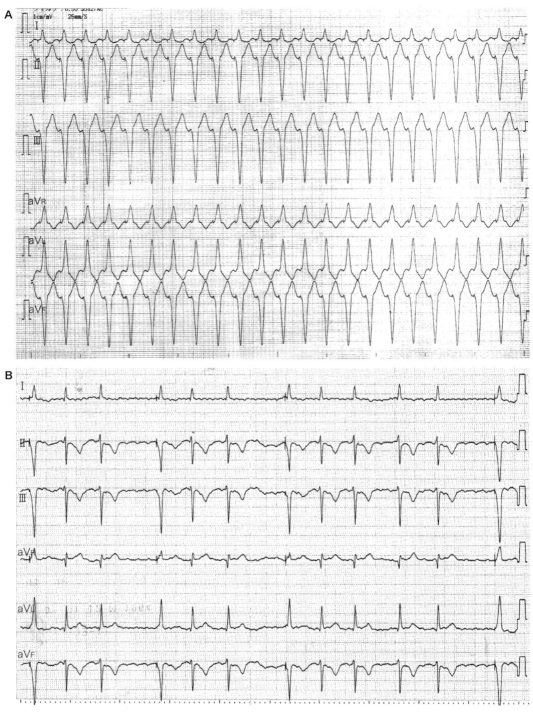

図11. 上限レート近傍のペーシング症例
A：外来受診時の心電図（DDD 50-150），**B**：DDI 50 に設定したときの心電図

以下に，特に DDD モードで見るトラブル心電図の特徴と対処を述べる．

1. 下限レートより遅いペーシング（長いインターバル）を見た場合

このようなペーシングを見た場合で最も重大で見逃してはならないのは，何らかのオーバーセンシングである．リード不全断線などの余計なノイズや T 波のオーバーセンシング（TWOS）が多い．TWOS は感度設定などで解決できることが多いが，リードノイズは重大なことがあるため，慎重に対処する必要がある．下限レートより遅いペーシングはめったなことでは起こらないが，起こっている場合は原因を追究しなければならない．

2. 下限レートより速いペーシング（短いインターバル）を見た場合

これは何らかの心房信号に心室が追従して（tracking）ペーシングしている状態である．もちろん，運動に伴う洞性頻脈で正常作動のこともあるが，上記のような PMT や MS 不全に伴うペーシングもある．筆者の経験では，PMT は現在ペースメーカ本体が数拍の後に PVARP を短縮するなどの機能で停止するため，それほど見かけることは少なくなったが，MS 不全は頻繁に見かける．極端な症例を**図 11** に示す．このような症例を見た場合は，抑制モード（VVI か DDI モード）にすることでほとんど解決する．この症例は心内膜症欠損術後の 45 歳男性で若年であったため，上限レート 150 拍 / 分で設定していた．**図 11-A** の心電図は上限レート近傍のペーシングであるから PMT も疑われたが，DDI モード（**図 11-B**）にすると PMT ではなく心房粗細動であった．もし PMT であっても DDI モードにすれば速いペーシングは停止したはずである．

21 心電図異常から画像検査へ：早期診断の手掛かりとして

- ・心電図は基礎心筋疾患の診断・鑑別の足掛かりとして重要である.
- ・近年はCTやMRIの心疾患診断が進み，その臨床応用について十分な理解が必要である.
- ・心電図異常からその後の鑑別に必要な検査の流れを日頃から確立しておくべきである.

　近年，CTやMRIを中心とした新しい画像診断が各種心筋疾患に応用されるようになり，その有用性の把握と各検査の適正な使用が日常臨床において重要である．本項では，前述の新しい画像診断が特にその鑑別に有用と考えられる各種心筋疾患をピックアップし，早期診断の手掛かりとなる心電図や心エコーの異常から，その後のさらなる画像診断の適応や典型的所見について紹介したい.

肥大型心筋症

　本症は心筋サルコメア蛋白遺伝子の変異を主因とし，心電図ではST-T変化や左室高電位（特に V_4〜V_6 誘導）をとることが知られる（**図1-A**）．著明な心室中隔肥大により左心流出路狭窄を有すケースなどでは，左室側壁誘導で異常Q波を認める．心尖部肥大例における巨大陰性T波（特に V_4・V_5 誘導で深いとされる）も有名である．巨大陰性T波は他の疾患でも出現しうるが，いずれも数日〜数週で消失するものが多く，持続的に認められるのが本症の特徴となる．その他，左軸偏位や左房負荷などの左心系負荷所見や，心室内伝導障害を認める．また，発作性心房細動や非持続性心室頻拍がそれぞれ10％，25％程度に合併する.

　心エコーでは，心室中隔ないし左室心尖部を中心とした，非対称性の左室肥大をきたすのが特徴である．非対称性の心室中隔肥大は高血圧性心肥大でも起こるが，後者の左室肥大は20 mmを超えず，また肥大型心筋症では乳頭筋の前方偏位がある点などから，形態的に鑑別できる．心臓MRIでは，肥大した心室中隔や左室心尖部の心筋中層や，左室短軸像で右室が付着する前ないし下壁側の心室中隔に局所的な遅延造影を認めるのが，肥大型心筋症に特徴的とされる（**図1-B**）[1]．胸部症状や心電図変化から虚血性心疾患の鑑別もときに必要となるが，運動負荷心電図は評価困難が予想され，心臓CTは冠動脈狭窄有無や左室肥大の広がりに加え遅延造影による心筋線維化評価にも可能で有用である（**図1-C**）.

21. 心電図異常から画像検査へ：早期診断の手掛かりとして

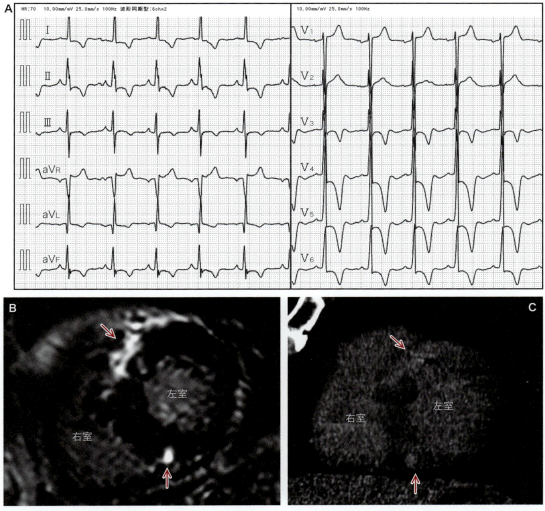

図1. 肥大型心筋症における心電図上の巨大陰性 T 波（A）と，心室中隔肥大症例（別症例）の MRI・CT における遅延造影陽性所見（B, C）
左室短軸像（MRI, CT）では肥大した心室中隔の右室付着部の心筋中層を中心に局所遅延造影所見を認める（→）．

　本症は若年者に突然死をきたす疾患であり，そのリスク評価は大変重要である．従来は突然死の家族歴，心室性不整脈の有無，30 mm 以上の左室最大壁厚，左室流出路狭窄などが指摘されてきた[2]が，前述の MRI における遅延造影の存在は左室線維化を意味するため，心室性不整脈リスクとの関連[3]や予後不良を示唆する可能性が指摘されている．

拡張型心筋症

　拡張型心筋症は進行性に心筋収縮能が低下し，両心室の拡大を起こして心不全症状をきたす．病因として，2〜3 割では遺伝的素因を認めるとされるが，その他の原因は様々であり，過半数では病因が不明とされる．診断は，他の心筋症（虚血性，弁膜症性，高血圧

179

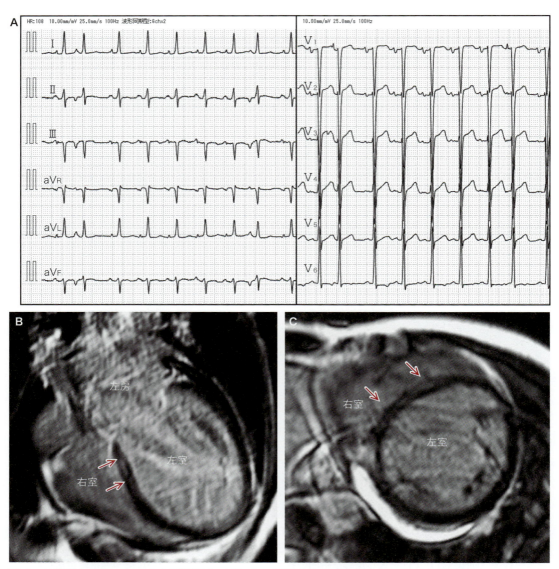

図 2. 拡張型心筋症における心電図変化（A）と，遅延造影 MRI 画像（B：左室水平長軸像，C：左室短軸像）

心電図では左房負荷を示す二相性 P 波や胸部誘導高電位所見，ST-T 変化を認め，遅延造影 MRI では心室中隔に心筋中層を中心とした筋状の遅延造影を認める（→）．

性，心サルコイドーシスなど）を除外することにより確定する．心電図では左房負荷，電位変化（肢誘導の低下や胸部誘導での上昇），異常 Q 波，QRS 幅延長，ST-T 変化など多様な変化を認めるが，特異的所見はない．また，心房細動や心室頻拍など，種々の不整脈も合併する．心エコーでは前述のように左室拡大と全周性の壁運動低下を認め，日常臨床では特に虚血性心筋症や心サルコイドーシスとの鑑別が重要となる．

この鑑別には遅延造影 MRI が有用とされ，本症では著明な心機能低下に反して約 6 割では遅延造影を認めず，約 3 割では心筋中層に層状（まれに斑状）の遅延造影を認める[1]（図 2-B, C）．特に後者の場合，心不全や心室性不整脈，突然死のリスクが 8 倍になると

21. 心電図異常から画像検査へ：早期診断の手掛かりとして

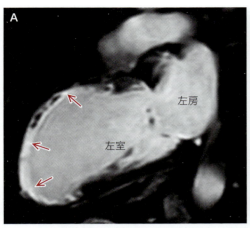 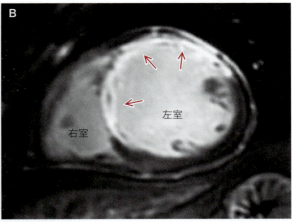

図3．虚血性心筋症（陳旧性心筋梗塞症）の遅延造影 MRI 所見
左室垂直長軸像（**A**）では左室前壁の基部〜心尖部にかけて広範な貫壁性遅延造影を認め（→），左室短軸像（**B**）では左室前側壁〜心室中隔にかけてやはり貫壁性の遅延造影を認める（→）．

される．虚血性心筋症であれば，通常は冠動脈支配に一致した心筋内膜層優位（重症では貫壁性）の遅延造影を認め（**図3-A, B**）[4]，両者の鑑別は容易である．また，whole heart coronary angiography や冠動脈 CT の追加で診断精度を高めることができる．心サルコイドーシスも鑑別が必要だが，これについては後述する．

また，頻脈誘発性心筋症は本症に比べ左室拡大の程度が軽度であり，初診時の右心機能低下が顕著であることが知られるが，画像上の両者の鑑別は困難である．前者は様々な頻脈性不整脈が原因になるとされ，心拍が早い方がより早期に心筋障害を引き起こすとされ，その他持続期間や年齢，併存心疾患が発症時期に影響するとされる．原因となる不整脈の治療により1ヵ月〜1年で心機能は回復するとされ，これら介入前後の経過も踏まえ，拡張型心筋症との鑑別を進める．

不整脈原性右室心筋症 / 異形成（ARVC/D）

本症は右室の脂肪変性と線維化を主病態とし，右室拡大や右心機能低下を認める右室優位の心筋症である．約3〜5割に家族歴を認め，心筋細胞間の接合に関与するデスモゾーム関連遺伝子の先天的異常が多く認められ，運動などによる物理的ストレスと心筋障害進行の関連が指摘されている．診断には右心拡大と変性の確認や，平均加算心電図による心室遅延電位の確認や家族歴，右室生検が有用とされる[5]．心電図では右脚ブロックや胸部誘導のT波陰転化，V_1・V_2 ないし V_3 誘導において，QRS波形終末成分にnotch状のイプシロン波（**図4-A** の右の赤枠内），幅広い QRS（110 msec 以上）を認める．また，近年提唱された "delayed S-wave upstroke" は，ARVC/D の心電図所見の中で最も高い陽性率を示すとされる．右室の心筋障害，菲薄化を認めることから左軸偏位をきたしやすく，心室性不整脈は右室由来の左脚ブロック型をとりやすい（「13．不整脈原性右室心筋症 / 異形成」も参照）．

181

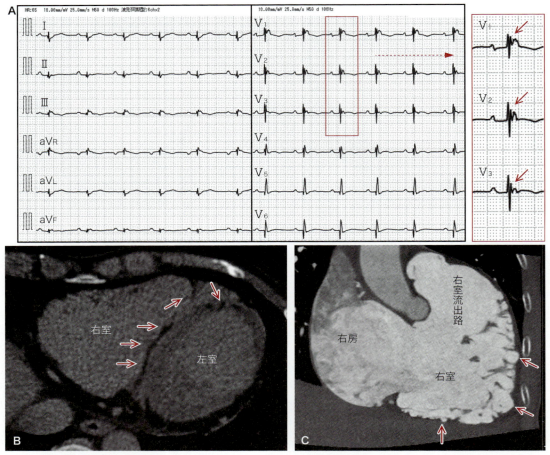

図 4. 不整脈原性右室心筋症／異形成における，心電図上の胸部誘導における広範な陰性 T 波（A）やイプシロン波（A の右の赤枠内矢印：同部は A の心電図の V_1〜V_3 誘導を拡大したものを示す）
同疾患別症例の CT（**B**：軸位横断像の造影遅延相，**C**：B と異なる症例の造影早期相における右室流出路・流入路と心尖部を通る断面）では，右室肉柱や心室中隔右室側の脂肪浸潤（**B →**），右室自由壁側の scalloping（**C →**）を認める．

　心筋脂肪浸潤の評価は CT が有用であり，心エコーで評価が困難とされる右心機能の評価への使用は 2010 年の米国ガイドラインでも適正とされており[6]，脂肪浸潤のみならず，右心機能の計測や右室瘤，心内血栓の評価に有用とされる（**図 4-B, C**）．右室流出路・流入路および右室心尖部からなる三角形の部分は異常が出やすく，triangle of dysplasia とも呼ばれる（**図 4-C**）．

　近年は左室障害の合併も指摘されるようになり，その評価には MRI の遅延造影評価が有用で，ときに心外膜側の遅延造影や脂肪浸潤を認める．本症のような左室線維化や脂肪浸潤が併発するような疾患では，脂肪抑制撮像による遅延造影評価も重要となる．

21. 心電図異常から画像検査へ：早期診断の手掛かりとして

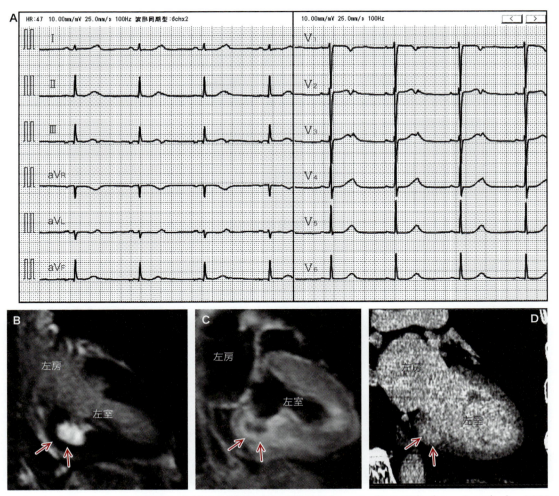

図5. 心サルコイドーシス症例における心電図の第2度房室ブロック（2:1房室ブロック；A）と，MRIにおける遅延造影画像とSTIR画像
左室下壁基部に遅延造影陽性所見を認め（→）（**B**：垂直長軸像の遅延造影画像），STIR画像においては同領域の辺縁にT2高信号を認め（**C**：垂直長軸像のSTIR画像），活動性炎症と線維化が混在していることを疑わせる．**D**は同症例の同時期の造影遅延相のCT画像（**B**，**C**と同様の断面）だが，左室下壁基部にMRIと同様の陽性所見を認める（→）．

心サルコイドーシス

　本症は全身に炎症性肉芽腫性結節が出現する疾患で，二次性の心筋疾患をきたすことが知られ，心電図では右脚ブロックや軸変位，異常Q波およびST変化を認める．さらには房室ブロックや心室性不整脈も認める（**図5-A**）．臨床的な心病変合併は5%程度とされるが，剖検例では20〜30％と高い．心病変の存在は予後を左右するため早期発見が重要だが，心電図異常は非特異的で心筋生検での診断感度も2割程度と高くない．心エコーでは心室中隔基部の菲薄化が有名だが，実際は左室のどの領域にも菲薄化をきたしうることが知られ，超急性期には壁肥厚をきたしうる．タリウムなどによる心筋シンチグラフィや，心臓MRIの遅延造影撮像は左室線維化評価に有用とされ（**図5-B**），さらには

183

FDG-PET や Ga シンチグラフィにおける心筋高信号像が活動性の心筋炎症の評価に有用である．また，MRI の STIR 画像における T2 高信号評価も心筋炎症の評価に有用とされる（図5-C）が，不整脈症例などでは遅延造影と同様に良質な画像を得るのが難しい．本症の遅延造影所見は多彩と知られるが，多発性であることや，冠動脈支配に不一致な広がりを持つ，ないしは心外膜側優位であると本症を疑いやすい[1]．心外膜側優位（特に左室側壁）の遅延造影を特徴とするものに心筋炎（後）があり，他の所見も合わせた鑑別が必要となる[1]．FDG-PET は悪性腫瘍の評価に比べ，絶食による糖分制限時間を十分にとって撮像することが疑陽性低減のため重要とされる．

　また，サルコイドーシスは全身疾患のため，そのスクリーニングには CT が有用である．心臓 MRI はいまだ施行困難な施設も多く，多くの房室ブロックの精査としてルーチンで行うのは難しい．その場合，冠動脈スクリーニングの際の CT で造影遅延相の撮影を追加することで，遅延造影 MRI と比べ画質は劣るが左室線維化を検出することも可能である（図5-D）．特に心サルコイドーシスは一般に障害領域と正常領域のコントラストの差が明瞭であり，CT でも検出しやすい．近年は検出器の多列化や画像再構成法の進歩により，心臓 CT 撮影時の被曝低減，画質向上が進んでおり，特に MRI が苦手とする不整脈症例へのさらなる応用が期待される．

心アミロイドーシス

　本症はアミロイドが全身に沈着することで起きる全身性疾患である．画像上は左室を中心とした心筋の壁肥厚をきたすが，病理学的には心筋間質の増加が主体で心筋細胞自体の肥大はない．このため，心電図ではむしろ肢誘導を中心とした低電位をとり，他の壁肥厚性心疾患群との鑑別に役立つ（図5-A）．また，左室以外に左房や右室にもときに壁肥厚が及ぶことがあるのも本症に特徴的である．房室ブロックや心房細動をきたすことも知られ，心房筋への病変の波及の有無がそのリスク評価に有用とされる．

　心エコーにおける左室の granular sparkling が特異的所見とされるが，確認困難なことも多い．MRI では肥厚した心筋の全周性に広がる内膜側優位の遅延造影を認め，他の肥厚性疾患との鑑別に役立ち，正診率は 90％ と高い（図6-B, C）．近年はアミロイドーシスの分類も治療適応を考えるにあたって重要とされ，MRI における新しい T1 マッピング撮影による細胞外容積分画の評価や Tc-99m ピロリン酸心筋シンチグラフィが AL 型とATTR 型の判別に有用とされる[7]．

　同じ蓄積性心疾患に心ファブリー病がある．過去の報告では左室肥大を認めた日本人男性の約 3％ に心ファブリー病が存在したとされており[8]，その鑑別が重要である．心ファブリー病は本症と同じ蓄積性疾患だが，その心電図は画一的な異常をとらず，鑑別が難しい．初期は高電位や ST-T 変化をきたし，進行すると心室伝導障害や R 波減高，完全房室ブロックなどを認める．画像上は全周性の左室肥厚や，MRI では約半数で左室下後壁基部に斑状の遅延造影を認めるとされ，不整脈や突然死との関連が知られる．男性は白血球中 α-ガラクトシダーゼ酵素活性がなければ診断となるが，男性における活性低下の場合や女性においては遺伝子解析が必要となる．

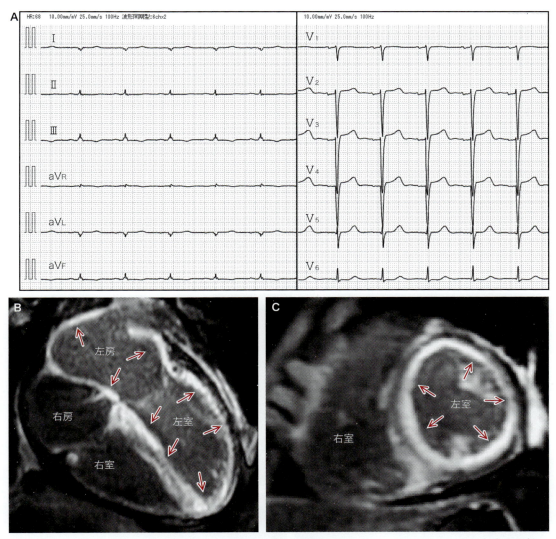

図6. 心アミロイドーシス症例における心電図の肢誘導低電位所見（A）と，MRIにおける左室全周性の内膜側優位の遅延造影（B，C）
遅延造影四腔像（B）では左室や左房に広範な内膜側有意の遅延造影を認め，遅延造影左室短軸像（C）でも同様に左室全体に内膜側有意の遅延造影を認める（→）．

高血圧性心疾患

　本症における心電図変化として，初期にはR波の増高のみを認め，T波平低化と同時にST下降がそれに続き，その後T波陰転化が続く．陰性T波は虚血時と異なり，右下方に引かれるストレイン型をとる．Ⅱ・Ⅲ・aVFなどの左室下壁誘導では本症のST下降は一般に認めないとされる．通常は高血圧の既往や上記心電図所見から本症が懸念され，心エコーで全周性の肥大や左室拡張障害を認めることで積極的に疑われる．鑑別すべきは主に前述の肥大型心筋症や心アミロイドーシスであり，心臓MRIの遅延造影パターンやcine MRIによる左室肥大の局在の正確な評価が有用である．本症ではMRIにおける左室

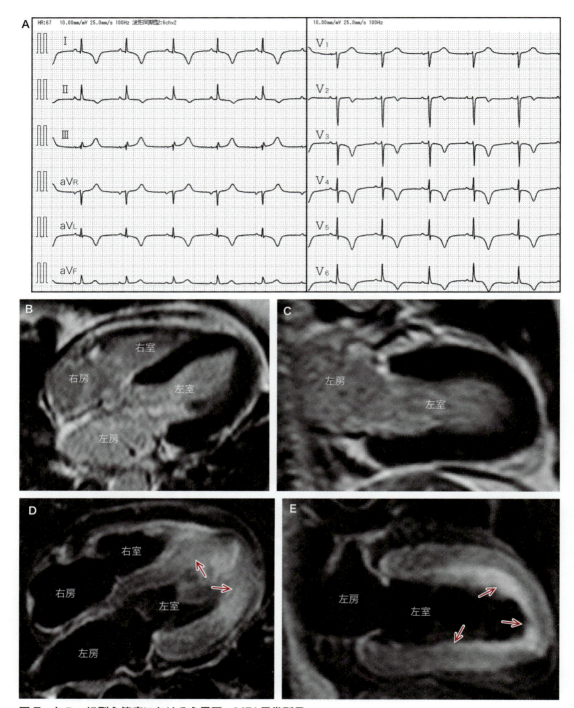

図7. たこつぼ型心筋症における心電図・MRI異常所見
胸部誘導を中心とした陰性T波（**A**）と，MRIにおける左室心尖部を中心としたT2高信号像を認めたが（**D**：STIR四腔像，**E**：STIR左室垂直長軸像），左室遅延造影は認めなかった（**B**：遅延造影四腔像，**C**：遅延造影左室垂直長軸像）．

遅延造影は認めないとされ，他の鑑別疾患を除外するために用いられる．本症の慢性期は左室拡大や収縮不全が進行し，拡張型心筋症との鑑別が難しくなる[9]．心電図のST下降やT波陰転化は残る．

たこつぼ型心筋症

本症は胸痛を訴えて来院し，心電図では急性心筋梗塞様の広範囲のST上昇とその後の陰性T波を認めるが（**図7-A**），冠動脈に閉塞を認めず，画像的には通常左室心尖部を中心とした一過性の壁運動低下が特徴的である．また，ST上昇のわりに異常Q波の所見に乏しく，ときにQT延長を認める．陰性T波は壁運動に遅れて回復するのが特徴である．また，aV_R誘導でST低下を認め，V_1誘導でST上昇がなければ9割以上の正診率でたこつぼ型心筋症と診断できる[10]．左室心尖部の壁運動低下例が本症の名前の由来であるのは有名だが，近年は心基部側が壁運動低下を示す"逆たこつぼ型心筋症"なども紹介され，診断に苦慮することもある．特にそうした際はMRIが有用と考えられ，たこつぼ型心筋症では急性期の壁運動低下領域におけるSTIR画像におけるT2高信号像を認めるが（**図7-D, E**），ほとんどの症例で左室心筋の遅延造影は認めない（**図7-B, C**）．

近年の画像診断の進歩により，以前に比べ心筋疾患の鑑別が行いやすくなったと考える．CTの逐次近似画像再構成法やMRIのT1 mapping法など，今後も画像診断の技術革新は絶え間なく進むものと考えられ，最新情報について継続的なアップデートと日常臨床への応用が重要と考える．

文　献

1) Cummings KW, et al. Radiographics. 2009; **29**: 89-103
2) Weissler-Snir A, et al. Eur Heart J. 2017; **38**: 1728-1737
3) Teraoka K, et al. Magn Reson Imaging. 2004; **22**: 155-161
4) McCrohn JA, et al. Circulation. 2003; **108**: 54-59
5) Marcus FI, et al. Circulation. 2010; **121**: 1533-1541
6) Taylor AJ, et al. J Am Coll Cardiol. 2010; **56**: 1864-1894
7) Fontana M, et al. JACC Cardiovascular Imaging. 2010; **7**: 157-165
8) Nakao S, et al. N Engl J Med. 1995; **333**: 288-293
9) Drazner MH, et al. Circulation. 2011; **123**: 327-334
10) Kosuge M, et al. J Am Coll Cardiol. 2010; **55**: 2514-2516

22 | cardiac memory：二次性 T 波変化の概念が変わる？

- 興奮伝播過程の異常による wide QRS の正常化後に T 波異常が残存する（cardiac memory）ことがある．
- I_{to}，Connexin43，I_{Kr}，I_{Ca}，Na/Ca exchanger，stretch-activated receptor，AT1 受容体などの変化に起因する可能性がある．
- 従来の二次性 T 波変化の概念が変わる可能性がある．

cardiac memory とはなにか

　右室ペーシングを施行すると，ペーシングを中止して正常伝導に復した後も心電図に T 波の異常がしばらく残存し，この T 波の異常は数日から数週間で徐々に正常化することが Rosenbaum ら[1] により報告された．彼らは，ペーシング中止後の T 波の異常はペーシングによる興奮伝播過程の変化が心筋の再分極特性を変化させ，この再分極特性の変化が興奮伝播過程正常化後もしばらくの間あたかも心筋に記憶されているようであるとして，"cardiac memory" の概念を提唱した．そしてその後，高周波カテーテルアブレーションが Wolff-Parkinson-White（WPW）症候群の治療として普及し，顕性 WPW 症候群におけるカテーテルアブレーション後に T 波異常が残存し，徐々にこれが消失する例が報告された．この T 波異常の原因は，アブレーションに伴うものではなく，アブレーション前にすでに存在していた WPW 症候群における興奮伝播過程の異常に伴う再分極異常の残存による cardiac memory であることが示唆され，この概念が注目されるようになった．cardiac memory は研究者や病態により，T 波メモリーあるいは電気的リモデリングと呼ばれることもある．また，短時間の tachyarrhythmia 後の T 波変化などを short-term memory，WPW 症候群のアブレーション後の T 波変化などを long-term memory と呼んで区別することもある[2]．一般に，cardiac memory は，間歇性 WPW，間歇性左脚ブロック，心室ペーシングや心室頻拍などの興奮伝播過程の変化を伴う wide QRS 波が続いた後に洞調律の正常伝導に復した際などに顕在化する．

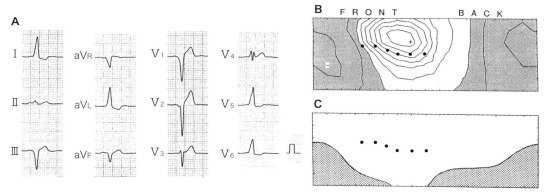

図1. 右室後壁の副伝導路のアブレーション成功例におけるアブレーション前の12誘導心電図（A），QRST isoarea map（B）および差のマップ（C）

心電図ではデルタ波を有するwide QRS波を認め，T波はいわゆる二次性T波の影響を受け，再分極特性の異常の有無は明確ではない．QRST isoarea mapは正常と異なり右胸部下方に負領域が分布し，差のマップでは右胸部下方にQRST異常低下領域が分布し，再分極特性の異常の存在が示唆される．

［Hirai M, et al. Circulation. 1993; **88**: 2674-2684 より許諾を得て転載］

WPW症候群におけるカテーテルアブレーション後のT波異常

　顕性WPW症候群の高周波カテーテルアブレーション成功例で，QRS波が正常化したにも関わらずT波異常が認められる症例があることが報告された．このT波異常はアブレーション前のQRS幅が長いほどその異常の程度も強く，アブレーション前にQRS波の異常を認めない潜在性WPW症候群ではアブレーション後にT波の異常は認められなかった．アブレーション後にT波異常の出現する誘導は副伝導路の位置と関係した．すなわち，右室後壁・左室後壁・後中隔に副伝導路が存在した症例では，アブレーション後にⅡ・Ⅲ・aVF誘導に高率に陰性T波が出現した．また，左室側壁に副伝導路の存在した例では頻度は低いものの前胸部誘導のT波の先鋭化が出現した．これらのT波の異常はアブレーション後，数日〜数週間かかって徐々に正常化した．しかし，顕性WPW症候群のST-T変化は興奮伝播の異常に伴う二次性変化と従来考えられており，アブレーション前にすでに再分極異常が存在していたか否かは明確ではなかった．

　筆者らは[3]，QRST isoarea map（心電図のQRS波の開始点からT波の終了点までの電位を時間について積分したマップ）が興奮伝播過程に依存しにくく再分極特性を反映することを応用して，WPW症候群候群のアブレーション前における再分極特性の異常の体表分布を明らかにした．具体的には，WPW症候群で，①アブレーション前後の再分極特性の異常の有無，②異常が存在すればその体表面分布，③アブレーション前後での再分極異常の連続性，④その再分極異常の時間経過について検討した．その結果，顕性WPW症候群では，QRST isoarea mapにおいて正常608例より算出した正常範囲（mean±2SD）を下回るQRST値異常低下領域が存在した（**図1-C**）．つまり，顕性WPW症候群ではすでにアブレーション前から再分極異常が存在し，また，この再分極異常の程度はpreexcitation時のQRS幅が長いほど強いことが認められた．さらに，これらのQRST異

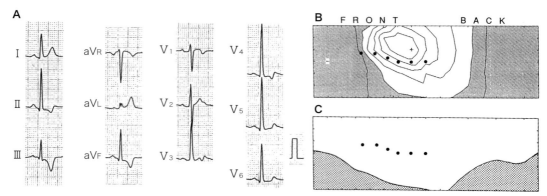

図2. 図1と同一例におけるアブレーション1日後の12誘導心電図（A），QRST isoarea map（B）および差の電位図（C）
心電図ではデルタ波が消失したがⅡ・Ⅲ・aVF誘導に陰性T波が見られる．しかし，QRST isoarea mapとその差のマップは図1に類似し，再分極特性の異常がアブレーション前から持続して存在していることが示唆される．

[Hirai M, et al. Circulation. 1993; 88: 2674-2684 より許諾を得て転載]

常低値に反映される再分極異常は，QRS波が正常化したアブレーション1日後にもアブレーション前と同様な部位に分布した（図2）．また，QRST値のこれらの異常は，胸部単極誘導心電図ばかりでなく双極肢誘導と単極肢誘導を含めた標準12誘導心電図にも同様に認められた[4]．このように，アブレーション前に存在した興奮伝播の異常に起因した再分極異常が，興奮伝播過程の正常化したアブレーション後早期にも継続して存在している連続性が初めて示された．これにより，アブレーション前から存在していた再分極異常がcardiac memoryにより，アブレーション早期に顕在化してT波異常として見られたと考えられた．

cardiac memory のメカニズムは？

この再分極特性の変化が極めて緩徐に正常化するcardiac memoryの機序はいまだ十分に解明されていない．Rosenbaumらは，興奮伝播過程が変化するとそれに伴いelectrotonic interactionが変化し再分極特性に変化が生じることが，右室ペーシング時に心室筋の再分極異常が出現する機序と推論している．Costard-Jäkleらは，心房ペーシングと心室ペーシング時の心室筋における興奮到達時間（AT）と活動電位持続時間（APD）の関係を検討し，ATとAPDの逆相関関係は興奮伝播過程が変化するといったん消失するが，その後，徐々にAPDが変化して再度ATとAPDの逆相関関係が出現することを示した．つまりATとAPDの逆相関関係，すなわち早期に興奮した部位のAPDは長く，遅く興奮した部位のAPDは短い関係は，興奮伝播過程が変化してもすぐには出現せず，徐々にAPDが変化してATとAPDの逆相関関係が出現するまでに時間を要すること（cardiac memory）が示された．このように，興奮伝播過程の変化そのものが再分極特性に緩徐な変化をもたらすことは，いわゆる二次性T波変化は再分極特性の変化がなく，興奮伝播過程の変化によるものとする従来の二次性T波変化の概念を変えるものである．

興奮伝播過程の変化がこのような緩徐な再分極変化を惹起させる機序についてはいまだ十分に解明されていないが，現在，次のような考えも提唱されている．

① 興奮伝播過程の変化は electrotonic interaction により活動電位を変化させ，このために K^+ チャネルの構築が変化する．いったん変化を受けた K^+ チャネルは，新たに興奮伝播過程が変化してもチャネルの構築はすぐには変化せず，緩徐に変化する．このように cardiac memory は心室再分極に大きな役割を果たす K^+ チャネルの緩徐な変化に基づくことが示唆されている．

② 近年，I_{to}（一過性外向き電流）が減少することや Kv4.3 の mRNA が減少することが示され，この減少に CREB（cAMP response element binding protein）が関与することが示唆されている[5,6]．

③ mechano-electrical feedback[7]，Connexin43，I_{Kr}，I_{Ca}，Na/Ca exchanger，stretch-activated receptor，あるいは AT1 受容体などの変化に注目した報告もある[8,9]．short-term memory はこれらの蛋白の modulation や modification あるいはチャネルの trafficking に起因し，long-term memory は遺伝子転写や蛋白合成により惹起されると考えられている．興奮伝播過程の変化に惹起されるこれらのチャネルや蛋白合成の変化は，心不全治療における心臓再同期療法（CRT）による心機能改善機序との関連で注目され[2,10]，さらに，cardiac memory による T 波変化は虚血との鑑別の重要性も指摘されている．

cardiac memory の概念は従来の二次性 T 波変化の概念を変えるものである．WPW 症候群のアブレーション後の T 波変化の評価には，副伝導路の位置およびアブレーション前の QRS 幅に基づいた cardiac memory を考慮する必要があり，ペーシング症例では cardiac memory に起因する T 波変化と虚血性 T 波変化の鑑別が重要である．また，CRT における興奮伝播の再同期が再分極過程に及ぼす影響に cardiac memory の関与が注目されており，今後，cardiac memory の機序が細胞レベルおよび分子レベルでさらに解明され，心筋再分極特性と心機能の連関が明らかにされることが期待される．

注：本項目は既報[11]を加筆再編したものである．

文　献

1) Rosenbaum MB, et al. Am J Cardiol. 1982; **50**: 213-222
2) Jeyataj D, et al. Pacing Clin Electrophysiol. 2010; **33**: 346-352
3) Hirai M, et al. Circulation. 1993; **88**: 2674-2684
4) Yanagawa T, et al. J Am Coll Cardiol. 1995; **25**: 1584-1590
5) Patberg KW, et al. Cardiovasc Res. 2005; **68**: 259-267
6) Özgen N, et al. Heart Rhythm. 2010; **7**: 965-970
7) Jeyanaj D, et al. Circulation. 2007; **115**: 3145-3155
8) Shvilkin A, et al. Circ Arrhythm Electrophysiol. 2015; **8**: 475-482
9) Rosen MR, et al. Trends Cardiovasc Med. 2015; **25**: 687-696
10) Wecke L, et al. J Electrocardiol. 2011; **44**: 590-598
11) 平井眞理：cardiac memory とは何か．不整脈学，井上　博ほか（編），南江堂，東京，p126-128，2012

23 | 電解質：
電解質異常が致死性不整脈を誘発する？

・血清電解質濃度により心電図は変化し，極端な電解質異常は致死的不整脈を引き起こすことがある．
・低カリウム血症，低カルシウム血症ではQT時間が延長しTorsades de pointesを誘発する危険がある．高カルシウム血症ではQT時間は短縮する．
・高カリウム血症ではテント状T波，P波消失，QRS時間延長が見られる．

　　心筋細胞は様々なイオンチャネルポンプの働きにより，静止膜電位の維持，脱分極と再分極という心臓の収縮と弛緩のサイクルを形成している．異常な電解質バランスは多様な心電図変化を引き起こし，ときに致死的不整脈を誘発させる危険があり，注意が必要である．本項では，臨床的に問題となることが多いカリウムとカルシウムの血清中濃度異常による心電図変化を中心に述べる．

電解質による活動電位への影響：イオンチャネルの働き

　　心筋細胞膜上にある種々のK^+チャネルおよびNa^+/K^+ポンプを介してK^+は細胞内外を移動し，静止膜電位の維持や活動電位の再分極に重要な役割を果たしている．先立って，活動電位の形成過程に重要な役割を果たしている主要なイオンチャネルについて簡単にまとめる．

1. Na^+チャネル（I_{Na}）

　　周囲の細胞からの電気刺激をきっかけに静止膜電位が上昇し閾値に達すると，Na^+チャネルが開口し，濃度勾配によってNa^+が急速に流れ込み，内向き電流を発生する．細胞内電位が急激に上昇して活動電位の第0相を形成する．

2. 一過性外向き電流チャネル（I_{to}）

　　Na^+チャネルの開口による脱分極をきっかけに，一過性に外向きK^+チャネルが開口して外向き電流を発生する．部分的に再分極し第一相のnotchを形成して第二相に続く．

3. L型 Ca^{2+} チャネル（$I_{Ca.L}$）

　Na^+ チャネルの開口による脱分極により，L型 Ca^{2+} チャネルの閾値に達すると，開口して細胞内に Ca^{2+} を流入させて内向き電流を発生させ，活動電位の第二相を形成する．細胞内 Ca^{2+} の上昇により筋小胞体からの Ca^{2+} の放出を促し，心筋の収縮に関与する．

4. 遅延整流 K^+ チャネル（I_{Kr}, I_{Ks}）

　プラトー相に続いて遅延整流 K^+ 電流がゆっくりと流れ始め，再分極相に移行していく．活性化される速度が速い成分を I_{Kr}，遅い成分を I_{Ks} と分けられる．

5. 内向き整流 K^+ チャネル（I_{K1}）

　活動電位が大きく脱分極した際には K^+ 電流は外向きに流れにくくなり，静止膜電位より深くなると内向きに流れやすくなるという "内向き整流特性" を持つ．このため，強い脱分極に続く第二相では外向き K^+ 電流は流れにくくなり，活動電位が維持される．第三相後半になると外向き K^+ 電流が増加し再分極を促す．また，静止膜電位より過分極では内向きに，脱分極しようとすると外向きに電流を流そうとするため，静止膜電位を維持するのに重要な役割を果たしている．

低カリウム血症の考え方

　血清カリウム値 3.5 mEq/L 以下を低カリウム血症とし，2.5 mEq/L 未満は重症となる．疲労感や筋力低下などの症状を伴うこともあるが，慢性の場合には症状が出現しにくい．

　代表的な原因として，原発性アルドステロン症，バセドウ病，クッシング症候群，下痢，嘔吐，利尿薬，緩下剤の乱用，摂食不良などがある．

1. 低カリウム血症の心電図変化（図1）

　細胞外カリウム濃度が低下すると，心筋細胞内外でのカリウム濃度勾配が開大し静止膜電位が深くなる．そのため Na^+ チャネルが活性化し，活動電位の立ち上がり速度が増加する．K^+ の取り込みを減らすため Na^+/K^+ ポンプの活性は低下する．これにより細胞内 Na^+ 濃度が増加するため，Na^+/Ca^{2+} 交換系が働き，Ca^{2+} の取り込みが増加し，L型 Ca^{2+} チャネルは不活性化して第二相は短縮する．I_{K1} チャネルを流れる電流量は細胞外 K^+ 濃度に依存するという特性を持っている．したがって低カリウム血症ではこの外向き電流は小さくなり，第三相が延長することで QT（U）時間は延長する [1,2]．

2. 心電図診断のポイント（図2）

　・ST 低下，T 波の平定化，陰転化
　・U 波増高，T 波と融合
　・QT（U）時間の延長
　・P 波の尖鋭化（Pseudo P pulmonale）

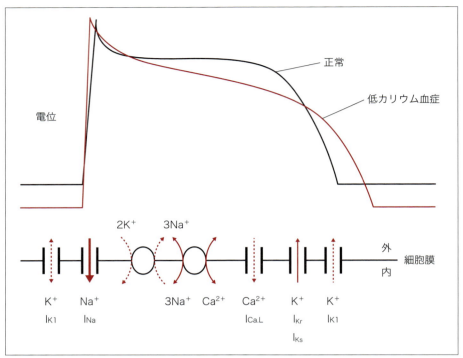

図1. 低カリウム血症における活動電位に関わるイオン動態の模式図
低カリウム血症では静止膜電位は深くなり，活動電位の立ち上がり速度は増加する．Na^+/K^+ポンプが抑制され，細胞内Na^+濃度が増加するため，Na^+/Ca^{2+}交換系が活性化し，細胞内のNa^+を汲み出し，Ca^{2+}を取り込む．$I_{Ca.L}$は抑制され，プラトー相は短縮する．I_{K1}の低下から第三相後半での外向き電流が減少し，再分極が緩徐になる．このためT波は低下し，QT時間は延長する．
⇢：活性低下，→；活性増加．

3. 低カリウム血症で注意すべき不整脈

- 心房期外収縮（PAC），心室期外収縮（PVC）（多源性）
- Torsades de pointes（TdP）[3]

心不全や心房細動のレートコントロール薬としてジギタリス製剤を使用中に，低カリウム血症を合併するとジギタリス中毒を生じやすくなり，以下の特殊な不整脈を引き起こすことがある．

- ブロックを伴う発作性心房頻拍（PAT with block）
- 非発作性房室接合部頻拍（non-paroxysmal AV junctional tachycardia: NPJT）
- 二方向性心室頻拍（bidirectional VT）

4. 治療のポイント

低カリウム血症の急激な補正は，房室ブロックや心室細動を起こす危険があるため注意が必要である．末梢静脈点滴でカリウムを補充する場合には，塩化カリウム（KCl）

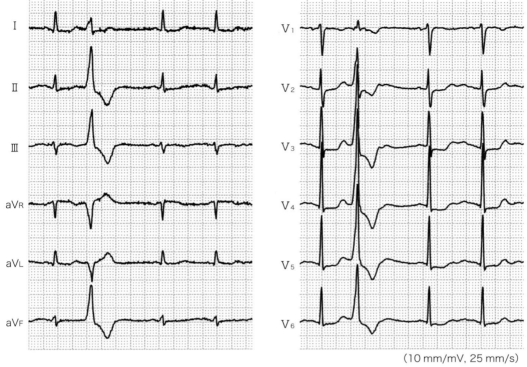

図2. 低カリウム血症の心電図
66歳女性．摂食不良により血清カリウム値 2.4 mEq/L と低下していた．T 波の減高，U 波増高，ST-T 低下，QTU 時間 0.560 秒と延長を認め，PVC が頻発していた．カリウムを補充すると心電図変化は正常化し，PVC は消失した．

20 mEq/ 時を超えない輸液速度にする．また，静脈炎を起こすことがあるため，輸液中のカリウム濃度を 40 mEq/L 以下にする．

・生理食塩水 500 mL + KCl 20 mEq/20 mL を 1 時間以上かけて点滴投与

緊急を要さない場合には内服薬で補正する．

・カリウム製剤
・K 保持性利尿薬（アルダクトン®）

高カリウム血症の考え方

血清カリウム値 5.5 mEq/L 以上を高カリウム血症とする．代表的な原因として，腎不全，副腎不全，アシドーシス，薬剤性［アンジオテンシンⅡ受容体拮抗薬（ARB），アンジオテンシン変換酵素（ACE）阻害薬，K 保持性利尿薬など］，横紋筋融解や熱傷による組織破壊による漏出などがある．自覚症状として脱力やしびれ感，悪心・嘔吐などがあるが特異的なものはない．

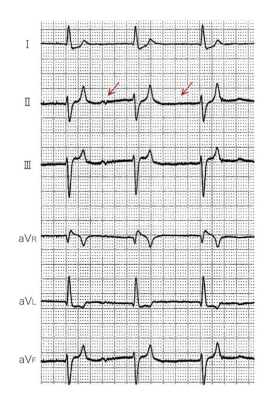
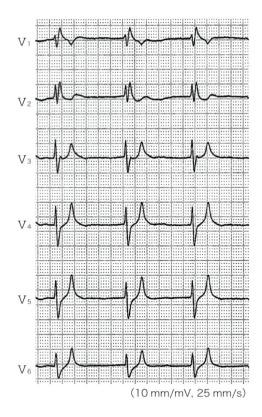

(10 mm/mV, 25 mm/s)

図3. 高カリウム血症の心電図
81歳男性．意識障害，高度脱水のため救急搬送された際の心電図で，血清カリウム値 7.4 mEq/L と上昇していた．テント状 T 波，P 波の減高（矢印），PR 時間延長，QRS 時間 0.155 秒と延長を認めた．細胞外液の補充，グルコン酸カルシウム，炭酸水素ナトリウムを投与したところ，血行動態は安定し心電図変化も正常化した．

1. 高カリウム血症の心電図

血清カリウム値が上昇すると，K^+ 平衡電位および静止膜電位が浅くなる．そのため Na^+ チャネルが不活性化し，活動電位の立ち上がりが遅くなる（QRS 時間の延長）．濃度依存性に I_{K1} チャネルが活性化し K^+ イオンが細胞内に取り込まれるため，第三相が急峻になり，再分極が早く終わるため T 波が増高し（テント状 T 波），QT 時間が短縮する．

2. 心電図診断のポイント（図3）

血清カリウム濃度によって高カリウム血症に特徴的な心電図変化が出現するが，必ずしも心電図変化と血清カリウム濃度が一致するわけではない．

・K 6.0〜7.0 mEq/L：テント状 T 波，PQ 延長，QRS 時間延長
・K 7.0〜8.0 mEq/L：P 波減高，房室ブロック，洞室調律
・K＞8.0 mEq/L：P 波消失，QRS 時間のさらなる延長，正弦波様 QRS

3. 高カリウム血症で注意すべき不整脈

・房室ブロック，洞停止
・洞室調律（sino-ventricular rhythm）

心房筋の興奮は抑制されても洞結節の機能は維持されており，P波を伴わないQRS波を認めることがある．

・心室頻拍，心室細動

4. 治療のポイント

高カリウム血症は致死的不整脈や心停止などを引き起こす危険があり，状態に応じて速やかな対処が必要である．

・カリウム制限
・利尿薬（ループ利尿薬）
・陽イオン交換樹脂（ケイキサレート®，カリメート®）
・グルコン酸カルシウム製剤（カルチコール®）
・炭酸水素ナトリウムの投与（メイロン®）
・ブドウ糖-インスリン療法
・血液透析

カルシウムによる活動電位への影響

カルシウムイオンは Ca^{2+} チャネルを介して細胞外から細胞内に流入し，筋小胞体からの Ca^{2+} の放出を促し，心筋の収縮を引き起こす．細胞外カルシウム濃度により電位依存性チャネルを介する Ca^{2+} の細胞内取り込みが変化する．低カルシウム血症であれば，Ca^{2+} チャネルは開口されにくくなり，内向き電流が低下し活動電位の第二相が延長する．逆に高カルシウム血症になると Ca^{2+} チャネルは活性化され，内向き電流が増加し第二相は短縮する．

血清カルシウムの約40〜50％は蛋白質（特にアルブミン）と結合しているため，低アルブミン血症の場合には以下のアルブミン濃度による補正が必要である[4]．

補正血清カルシウム値(mg/dL)＝測定カルシウム値(mg/dL)＋4－測定アルブミン値(g/dL)

低カルシウム血症の考え方

補正血清カルシウム値8.5mg/dL未満を低カルシウム血症とする．代表的な原因として，慢性腎不全，副甲状腺機能低下症，低マグネシウム血症，くる病，抗痙攣薬やリファ

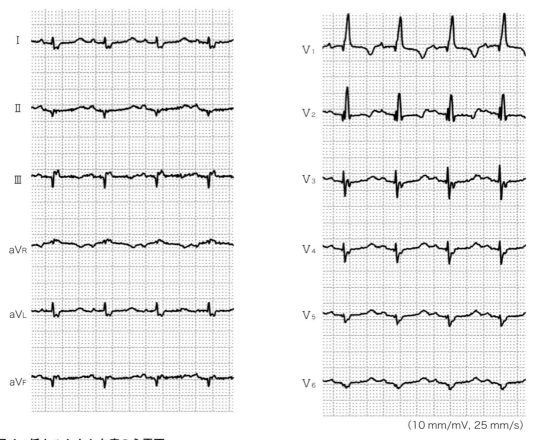

図4. 低カルシウム血症の心電図
78歳女性．副甲状腺機能亢進症に対する副甲状腺手術後で，補正後血清カルシウム濃度4.8 mg/dLに低下していた．術前から右脚ブロックが存在し，QTc 0.484秒と延長を認めるものの，T波の幅に拡大はなく，低カルシウム血症による心電図変化と考えられた．

ンピシンなどの薬剤性，ビタミンD欠乏などがある．症状としてテタニー，筋痙攣，腱反射亢進，抑うつ傾向，悪心・嘔吐などが出現する．

1. 心電図診断のポイント（図4）

- T波の幅は変化しないST部分の延長
- QT時間の延長
- QRS幅の狭小化
- T波の平定化，陰性化，ST低下

2. 低カルシウム血症で注意すべき不整脈

低カルシウム血症や低マグネシウム血症に見られるQT時間の延長は，再分極の開始が遅延することでST部分が延長するためであり，これだけではTdPなどの原因にはなりにくいとされる．

3. 治療へのヒント

テタニーや心不全などの症状がある緊急時には補充を行う.

- ・グルコン酸カルシウムの静注

非緊急時には内服での補充を行う.

- ・乳酸カルシウム, 炭酸カルシウム
- ・活性型ビタミン D の併用

高カルシウム血症の考え方

補正カルシウム値 11 mg/dL 以上が高カルシウム血症とされる. 代表的な原因疾患としては, 副甲状腺機能亢進症, 悪性リンパ腫, 悪性腫瘍［肺癌, 食道癌, 卵巣癌などで副甲状腺関連蛋白（PTHrP）産生］, 多発性骨髄腫, 悪性腫瘍の骨転移, ビタミン D 中毒, サルコイドーシス, サイアザイド系利尿薬などがある. 高カルシウム血症が軽度であれば症状は脱力や易疲労感程度であるが, 高度の場合は尿濃縮障害による低張多尿, 多飲, 悪心・嘔吐, せん妄, 傾眠などの意識障害を伴う.

1. 高カルシウム血症の診断のポイント

血清カルシウム濃度が上昇すると Ca^{2+} が心筋細胞内に急速に取り込まれ, 活動電位の第二相は短縮するため, QT 間隔の短縮を認める. この変化は ST 部分の短縮によるため, T 波が QRS 波と連続して出現しているように見える（**図 5**）. ジギタリス効果にも QT 間隔の短縮があり, 鑑別が必要な場合がある.

- ・QT 時間の短縮
- ・ST 部分の短縮, 消失

2. 治療へのヒント

有症候性の高カルシウム血症の場合には速やかに対処が必要であり, まずは脱水の補正とカルシウムの腎排泄促進が重要である.

- ・生理食塩液の大量点滴による脱水補正
- ・ループ利尿薬によるカルシウム排泄
- ・ビスホスホネート製剤, カルシトニン（骨吸収の抑制）
- ・グルココルチコイド（腸管からの吸収抑制）
- ・キレート剤
- ・血液透析

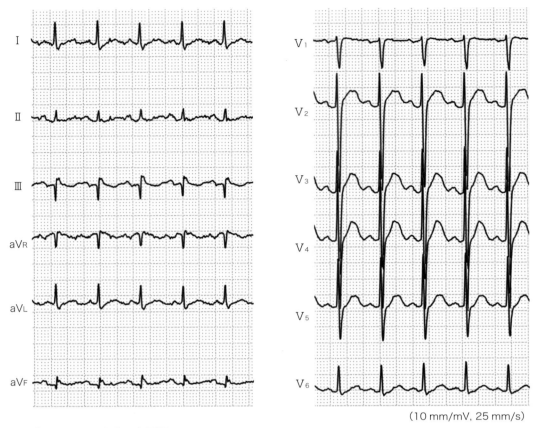

(10 mm/mV, 25 mm/s)

図 5. 高カルシウム血症の心電図
49 歳女性．原発性副甲状腺機能亢進症のため補正血清カルシウム値 13.4 mg/dL と上昇していた．QT 間隔が短縮し，T 波が QRS 波と連続しているように認識される．

文　献

1) Diercks DB, et al. J Emerg Med, 2004; **27**: 153-160
2) Yan GX, et al. Circulation 1998; **98**: 1928-1936
3) 日本循環器学会：循環器病の診断と治療に関するガイドライン（2011 年度合同研究班報告）：QT 延長症候群（先天性・二次性）と Brugada 症候群の診療に関するガイドライン（2012 年改訂版）
4) Payne RB, et al. Brit Med J **4**: 643-646, 1973

24 自律神経と心電図：
RR 間隔・QT 間隔に着目する

- 心臓は交感神経と副交感神経（迷走神経）の二重支配を受ける．
- 刺激伝導系は迷走神経の支配が比較的強い．
- 心房筋，心室筋は交感神経支配が比較的強い．
- 動脈系で圧受容器反射を受ける．
- 静脈系で心肺圧受容器反射を受ける．
- 交感神経活動と副交感神経活動はお互い連携して不整脈の発症頻度を高める．

自律神経と心電図変化の関係

　　心臓は臓器の中で自律神経の作用を最も緊密に受ける．特に電気活動と収縮性の維持には，自律神経のバランスがとれた関与が不可欠である．このバランスが破綻した際には不整脈をはじめとする様々な病的状態が惹起される．したがって自律神経活動を評価することは不整脈の診断や治療方針に有用である．通常の心電図から得られる情報の中で交感神経活動や副交感神経活動を評価することは容易ではないが，少なくとも RR 間隔と QT 間隔は自律神経活動を顕著に反映した指標である．交感神経活動が亢進し，副交感神経活動が減弱すると心拍数は上昇し QT 間隔は短縮する．特殊心筋である刺激伝導系は，交感神経の支配よりも副交感神経（迷走神経）の支配の方が相対的に強い．交感神経活動が減弱し，副交感神経活動が亢進すると徐脈となり QT 間隔は延長する．しかし，交感神経活動の亢進と副交感神経活動の低下は必ずしも同一の効果を生じるものではない．それは，両神経終末の伝達物質の違いと心筋イオンチャネルの作動形式の違いに起因する．さらに，血管平滑筋の収縮・弛緩による血圧変動は，頸動脈小体などを介した心臓の動脈系の圧受容器反射により，自律神経機能の調節機序として重要な働きをする．一方，静脈系の血圧変動は心肺圧受容器反射を惹起する．心肺圧受容器反射は特殊な受容器を介さず，迷走神経を求心路として同様に洞房結節の自動能を制御する．したがって，自律神経による心電図変化は，自律神経による直接的な心筋の電気生理作用と循環反射を介した自律神経活動調節の両者の影響を受ける．

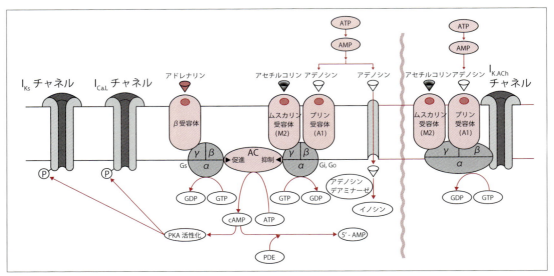

図 1. 交感神経活動（アドレナリン）と副交感神経活動（アセチルコリン）の心筋作用の違い
心筋細胞における β アドレナリン受容体，アセチルコリン（ムスカリン M2）受容体およびプリン受容体によるイオンチャネルの調節の模式図．アセチルコリンとアデノシンの受容体を介する $I_{K,ACh}$ チャネル開口は心房筋だけで起こり，アドレナリンとアセチルコリンおよびアデノシンを介する．プロテインキナーゼA（PKA）の活性化，さらにその標的チャネルであると L 型 Ca^{2+} チャネルと I_{Ks} チャネルの活性化は心房筋・心室筋で生じる．
AC：アデニレートサイクラーゼ，Gi・Gk・Gs：GTP 結合蛋白，PDE：ホスホジエステラーゼ
［小野克重：心筋電気生理学．シンプル循環器学，犀川哲典ほか（編），南江堂，東京，p15-32，2015 より作成］

自律神経の心筋作用と心臓作用の違い

　心筋細胞に交感神経作動物質（アドレナリン，ノルアドレナリン）を作用させると心筋は興奮して収縮張力は増大し，副交感神経作動物質（アセチルコリン）を作用させると収縮張力は低下する．一方，生体にノルアドレナリンを投与すると，その強力な末梢血管抵抗の増加作用によって平均血圧が上昇し，圧受容器反射を介して心拍数はむしろ低下する．このように，自律神経活動は心筋直接作用と循環反射を介した間接作用で心電図を変化させる[1]（図 1）．

自律神経の心筋作用

　自律神経作動物質（アドレナリン，ノルアドレナリン，アセチルコリンなど）は心筋細胞の細胞膜電流に直接作用することで電気生理学的作用を示し，その結果として心電図パラメータが変化する．また不整脈発生の原因となりうる．心臓細胞は作業心筋（心房筋，心室筋）と特殊心筋（洞房結節，プルキンエ線維など）の 2 種類の心筋によって構成されているが，それぞれの心筋細胞は固有の電気生理学的性質を持ちその機能を発揮する．よって，それぞれの種類の心筋を区別するものは細胞膜に発現したイオンチャネルなどの膜蛋白の種類とその発現密度である．心筋細胞膜に発現するイオンチャネルは 20 種を超

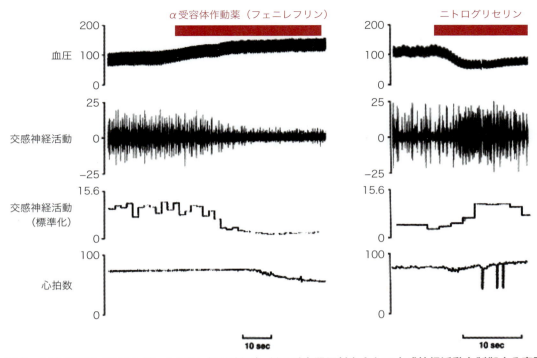

図2. 血管の収縮（血圧上昇）と拡張（血圧低下）が圧受容器反射を介して交感神経活動を制御する実験データ

α受容体作動薬（フェニレフリン）をラットに投与して，血圧を上昇させることで圧受容器反射の作動を介した交感神経活動の低下と心拍数の減少を同時記録した．さらに，NO供与体（ニトログリセリン）による血圧の低下を介した交感神経活動の上昇と心拍数の増加を同時記録した．

[Kumagai H, et al. Hypertension. 1993; **21**: 476-484 より許諾を得て転載]

えるほど多様であるが，多くのイオンチャネルは交感神経活動や副交感神経活動によって機能が制御される．交感神経活動が高まると心拍数が増加するが，それは心臓の拍動を司る洞房結節の自動能の亢進による．洞房結節細胞には，L型Ca^{2+}チャネル（$I_{Ca,L}$）やT型Ca^{2+}チャネル電流（$I_{Ca,T}$），過分極誘発内向き電流チャネル（I_h, I_f）などの複数種のイオンチャネルが発現しており，協調してペースメーカ電流を形成している．その中でも$I_{Ca,L}$とI_h（I_f）は交感神経活動に大きく依存しており，増大する内向き電流によって洞房結節の自動能は亢進し，心臓全体は頻脈となる．洞房結節の自動能の形成機序には，細胞内のCa^{2+}の制御による"Ca^{2+}クロック説"と細胞膜を横切る"イオンチャネル説"の2つで説明される[1]．

圧受容器反射と心肺圧受容器反射

自律神経活動は心筋の興奮性を直接制御するだけでなく，循環反射を経由した間接的な介入で心電図を制御することも知られている．生体にα受容体作動薬（フェニレフリン）を投与すると，血圧の上昇に伴って交感神経活動が低下して心拍数が減少する．一方，NO供与体（ニトログリセリン）の投与によって血圧を低下させると交感神経活動が高

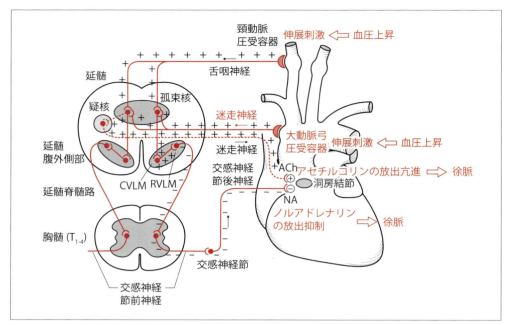

図3. 圧受容器反射経路と血圧上昇に伴う洞房結節活動の抑制
血圧の上昇は頸動脈圧受容器の伸展をトリガーとして，舌咽神経 – 孤束核 – 延髄腹外側部 – 延髄脊髄路 – 交感神経節 – 交感神経節後神経 – 洞房結節の経路で洞房結節の自動能を抑制する．吻側延髄腹外側部（RVLM）では抑制系ニューロンを介するため，血圧の上昇シグナルはこの時点で過分極シグナルと変換され，洞房結節は抑制される．孤束核 – 疑核 – 迷走神経 – 洞房結節の経路を経て洞房結節の活動を抑制するシグナルを同時に伴う．
CVLM：尾側延髄腹外側部
［小野克重：循環器疾患治療薬の作用機序．シンプル循環器学，犀川哲典ほか（編），南江堂，東京，p385-430，2015 より作成］

まって心拍数が上昇する[2]（**図2**）．このように血圧の変化を感知して自律神経活動を制御する仕組みを圧受容器反射という[3]（**図3**）．頸動脈圧受容器と大動脈弓圧受容器は血圧の上昇を細胞膜の伸展として感知し，それぞれ舌咽神経と迷走神経の求心路を介して延髄の心血管運動中枢に達し，最終的には抑制系ニューロンを経て交感神経心臓枝の活動を低下させて徐脈に導く．同時に遠心性迷走神経の脱分極を伴って洞房結節に達する迷走神経心臓枝の活動を高めて徐脈に導く．このように血圧の変動が鋭敏に心臓支配自律神経活動を支配することは，血圧変動に伴う不整脈の発症機序の一因となることが予想される．また，降圧薬や出血などによる急激な血圧変動と不整脈の発症機序を結びつけるものでもある．

自律神経反射と呼ばれるものは，前述の圧受容器反射（動脈圧受容器反射）と心肺圧受容器反射（心臓圧受容器反射）の2つが存在する．心肺圧受容器反射は低圧系圧受容器反射とも呼ばれる．心肺圧受容器反射は頸動脈小体などの特殊な装置を必要とせず，血管平滑筋や心房筋細胞に備わっている．特に，右心房 – 大静脈接合部と左心房 – 肺静脈接合部にこの受容器は多い．心房筋が容量負荷などで過伸展させると，この受容器を介した信号が延髄孤束核 – 疑核を経て迷走神経遠路から洞房結節に到達し，徐脈に導く．さらに，孤束核からの刺激は延髄腹外側部の抑制系ニューロンを介して交感神経の抑制に繋がり，同

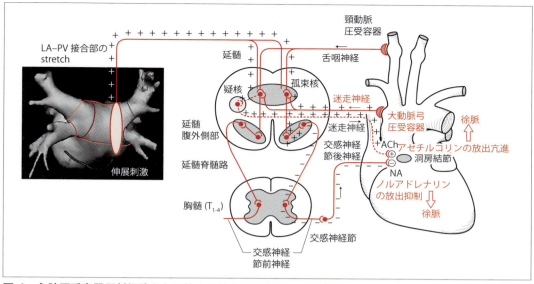

図 4. 心肺圧受容器反射経路と心房拡大に伴う洞房結節活動の抑制
左心房 – 肺静脈接合部などに多く存在する受容器は心房の拡張を伸展刺激と認識し，（遠心性）迷走神経の刺激と交感神経心臓枝の抑制による洞房結節の抑制反応を生じる．孤束核以下の経路は圧受容器反射と同一経路である．
［小野克重：循環器疾患治療薬の作用機序．シンプル循環器学，犀川哲典ほか（編），南江堂，東京，p385-430，2015 より作成］

じく徐脈に導く[3]（図 4）．よって，カテーテルアブレーションなどで左心房 – 肺静脈接合部を焼灼すると，心房の拡大・伸展が心肺圧受容器反射を介して脈拍数を抑制する機構が働かなくなり，思わぬ頻脈に陥る病態の原因となる．

心拍数と QT 時間の関係

1. 心室筋の活動電位との関係

自律神経活動は心拍数の増減と密接に関わる．心拍数の増加（RR 間隔の短縮）は QT 間隔の短縮に繋がり，心拍数の減少（QT 間隔の延長）は QT 間隔の延長に繋がる（図 5）．この QT 間隔の変化は心室筋の活動電位持続時間の変化とほぼ同一と見なして良い．QT 間隔は心拍数に依存して変化するため，補正には様々な補正式が用いられるが，成人では Bazett の式，小児では Fridericia の式を用いた補正が一般的である[4]．それでは，頻脈（あるいは徐脈）ではどのような機序で QT 間隔が短縮（延長）するのであろうか．徐脈では QT 間隔は延長し，頻脈では QT 間隔が短縮する．この脈拍数と QT 間隔の調節に最も密に関わっているのが遅延整流 K^+ チャネル緩徐成分（I_{Ks}）である．QT 間隔は心室筋活動電位持続時間におおむね一致するので，心室筋における I_{Ks} の変化が QT 間隔を制御する中心的役割を果たす．頻脈時の心室筋活動電位持続時間の短縮には主に以下の 2 つの機序が関わる．

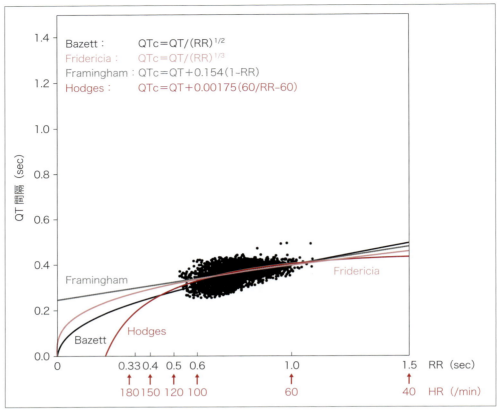

図5. 心拍数と心電図QT間隔の関係
長時間心電図記録に基づく心拍数（横軸）とQT間隔（縦軸）の関係を示す．QT間隔のRR間隔依存性は，Bazett, Fridericia, FraminghamおよびHodgesで補正している．
［Vandenberk B, et al. J Am Heart Assoc. 2016; 5: e003264 より作成］

　まず，I_{Ks}の使用依存性増大作用がその機序の1番目である．I_{Ks}はその名の通り，活性化と脱活性化が緩徐である．したがって，頻脈時には脱活性化が完了する前に活性化が始まるため，チャネルが開口している時間が長くなり大きな外向き電流が流れる．その結果，再分極が加速され活動電位持続時間は短縮する．頻脈時に心室筋の活動電位持続時間が短縮するという仕組みは，高度な心臓活動を支える重要な機構の1つである．頻脈時にはQT間隔（心室の収縮期）が短縮するが，RR間隔からQT間隔を差し引いた時間（心室の拡張期，diastolic interval）はQT間隔の短縮よりもさらに急峻な時間経過で短縮する．すなわち，頻脈時には心室は十分な拡張期（心室への血液の充満時間）がとれない恐れが生じる．そのために，いかに短いQT間隔を形成し，長い拡張期を維持するかがI_{Ks}の与えられた重大な任務であると考えられる．

　2番目の機序は，cAMP依存性蛋白キナーゼ（Aキナーゼ）によるI_{Ks}の増大である．AキナーゼはL型Ca^{2+}チャネルをリン酸化し，大きな内向きCa^{2+}電流をもたらす．この大きなCa^{2+}電流は心筋細胞内の筋小胞体からのCa^{2+}放出（Ca^{2+}依存性Ca^{2+}放出）に直結するため，交感神経活動に伴う心筋収縮力の増大にL型Ca^{2+}チャネルのリン酸化が重要な役割を果たす．同時にAキナーゼは筋小胞体のホスホランバンもリン酸化するため，

心筋細胞質の Ca^{2+} 濃度は急速に低下し，心筋は速やかに拡張する．このとき，心室筋の活動電位持続時間が短い方がより素早い心室筋の拡張にとって有利であることは疑いの余地はない．この機序の成立のため，A キナーゼは I_{Ks} チャネルをリン酸化しその電流を増大させる（**図 1**）．A キナーゼによる L 型 Ca^{2+} チャネルのリン酸化は内向き電流の増大をきたし，I_{Ks} のリン酸化は外向き電流を増大させるため，心室筋の活動電位持続時間にとっては相反する 2 つの成分の増大となるが，実際のところは I_{Ks} の増大がこれを凌駕し心室筋の活動電位持続時間（QT 間隔）は短縮する．A キナーゼ活性によって増大した L 型 Ca^{2+} チャネルは大きな内向き Ca 電流を運ぶが，心筋細胞質で Ca^{2+} 濃度が上昇すると L 型 Ca^{2+} チャネルの不活性化が加速して Ca^{2+} 電流は急速に減衰する．その結果，心室筋の活動電位持続時間も幾分か短縮する．この機序も交感神経活動の更新時における QT 短縮機序の一因とされる．

2. 心房筋の活動電位との関係

心電図 QT 間隔が心室筋の活動電位持続時間を反映しているのに対して，心房筋の活動電位持続時間を反映する心電図パラメータは存在しない．P 波幅は心房筋の興奮伝播時間を反映するが，心房筋の活動電位の性状を示すものではない．まれに Ta 波が認められるが，同波が確実に心房の再分極を表しているかは疑わしい場合が多い．心房筋は心室筋と同様に I_{Kr} 電流と I_{Ks} 電流が活動電位の再分極に関わる．加えて，心室筋には存在しないアセチルコリン作動性 K^+ チャネル（$I_{K.ACh}$）が心房筋の再分極に大きく関与する．したがって，心房筋の活動電位と心室筋の活動電位の組成は同一ではない（**図 1**）．副交感神経（迷走神経）作動物質であるアセチルコリンの存在で $I_{K.ACh}$ が増大するため，副交感神経活動下では心室筋と比べると心房筋の活動電位持続時間の短縮は著しい．活動電位持続時間は不応期を規定するため，副交感神経の活動下で心房筋の不応期が短縮して（心房細動などの）不整脈の受攻性が高まるのは，この $I_{K.ACh}$ の存在が大きい．分子機序は明らかではないが，心房細動が持続すると心房筋における I_{K1} チャネル（内向き整流 K^+ チャネル）の発現が増大し，$I_{K.ACh}$ チャネルの発現が減少する．この 2 つの K^+ チャネルの増減は心房筋の再分極の維持という観点から重要である[5,6]．A キナーゼは I_{Kr} チャネルをリン酸化させ，その結果 I_{Kr} は減少するが，その変化がどの程度 QT 間隔の制御に関わるかは明らかではない．

交感神経活動は A キナーゼを介して L 型 Ca^{2+} チャネルと I_{Ks} チャネルをリン酸化しそれぞれの電流を増大させるが，その作用はチャネル蛋白のリン酸化だけに止まらず，イオンチャネルの転写制御も担う．これは自律神経の長期効果であり，心筋の興奮性に対する自律神経活動のメモリー効果であると理解される．以上のように，自律神経活動は短期的にも長期的にも心筋の興奮性の制御に関わる[7]．

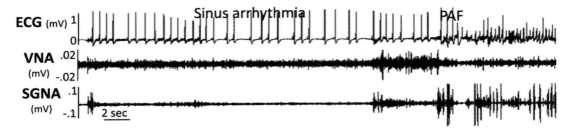

図6. 自律神経活動の変化によって惹起される発作性心房細動
迷走神経節活動（VNA），星状神経節活動（SGNA）および心電図の同時記録．VNAの増加とSGNAの増加が引き金となり，発作性心房細動（PAF）が発症している．

[Tan AY, et al. Circulation. 2008; 118: 916-925 より許諾を得て転載]

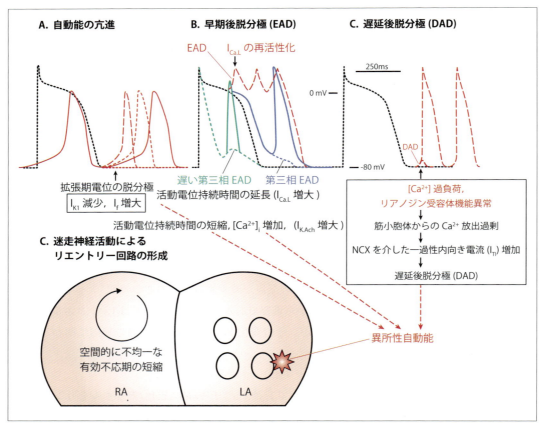

図7. 交感神経活動と副交感神経活動による心房細動誘発機序
交感神経の活動が亢進すると，過分極誘発内向き電流（I_f）の増大などを介して自動能を亢進させ（**A**），$I_{Ca,L}$の増大を介して活動電位持続時間の延長と早期後脱分極（EAD）を発生させ（**B**），細胞内カルシウム濃度［Ca^{2+}］$_i$の増加から，Na^+-Ca^{2+}交換機構（NCX）の過活動による一過性内向き電流（I_{TI}）と遅延後脱分極（DAD）の発生確率を高める．その結果，異所性自動能が亢進する素地が形成される（不整脈のトリガーの形成）．一方，迷走神経活動の亢進は，アセチルコリン感受性カリウムチャネル電流（$I_{K,ACh}$）の増大をもとに心房筋の活動電位持続時間の短縮（有効不応期の短縮）を招き，リエントリー回路が形成しやすい条件が整う（不整脈基質の形成）．

[Chen PS, et al. Circ Res. 2014; 114: 1500-1515 より作成]

自律神経活動は不整脈の出現に密接に関わる

　　自律神経活動は単に心拍数の制御だけに留まらず，不整脈の発生の機序にも関わる．交感神経活動と副交感神経活動は別個に機能して心筋の電気生理学的性質を変化させるだけに留まらず，同時に活性化することで不整脈は一段と発生しやすい環境に変化する．特に心房細動は両神経の活動が高まることで発症頻度の増加と持続が延長される[8]（**図6**）．交感神経活動は異所性自動能の亢進による「不整脈トリガー」の形成に深く関与する．一方，副交感神経活動は，アセチルコリン感受性カリウムチャネル電流（$I_{K.ACh}$）の増大作用が中心となって，心房筋では不均一に活動電位持続時間が短縮し，不応期が短縮することでリエントリー回路が形成されやすくなる（**図7**）．これは「不整脈基質の形成」と呼ばれる．心室筋でも類似の機序が働くが，$I_{K.ACh}$ は心房筋だけに存在するため（**図1**），心房細動の発症では特に迷走神経の活動が重要な役割を果たす[9]．

　　交感神経や副交感神経は心臓では心拍数を調節するだけでなく，心筋の電気生理学的性質を制御することで心電図のパラメータを変化させ，不整脈の発生基盤に関わる変化をもたらす．心拍数の増加は心筋の収縮期／拡張期比を変化させ，どのような心拍数であっても至適の心臓ポンプ能を維持しようと働いているが，心筋収縮期の短縮は心筋不応期の短縮に結びつき，自律神経活動が不整脈基質に直接関わる．自律神経機能は心筋の興奮性を長期的に制御するが，この制御機構は心房細動などの持続に起因する心筋の電気的リモデリングの発症機序と結びつく．したがって，自律神経活動は短期的にも長期的にも心筋の電気的興奮性活動の重要な制御因子であり，特に心筋虚血，心不全などの病的条件では特に顕著な影響を発揮する．

文　献

1）小野克重：心筋電気生理学．シンプル循環器学，犀川哲典ほか（編），南江堂，東京，p15-32，2015
2）Kumagai H, et al. Hypertension. 1993; **21**: 476-484
3）小野克重：循環器疾患治療薬の作用機序．シンプル循環器学，犀川哲典ほか（編），南江堂，東京，p385-430，2015
4）Vandenberk B, et al. J Am Heart Assoc. 2016; **5**: e003264
5）Heijman J, et al. Circ Res. 2014; **114**: 1483-1499
6）Voigt N, et al. Circ Arrhythm Electrophysiol 2010; **3**: 472-480
7）Alberini CM. Physiol Rev. 2009; **89**: 121-145
8）Tan AY, et al. Circulation. 2008; **118**: 916-925
9）Chen PS, et al. Circ Res. 2014; **114**: 1500-1515

索 引

欧 文

A

accessory pathway（AP） 54
acute coronary syndrome（ACS） 128
arrhythmogenic right ventricular
　cardiomyopathy（ARVC） 110
　——／dysplasia（ARVC／D） 110, 181
arrhythmogenic right ventricular dysplasia
　（ARVD） 110
atrial flutter（AFL） 36
atriofascicular accessory pathway 63
atrioventricular accessory pathway 63
atrioventricular nodal reentrant tachycardia
　（AVNRT） 44
aV_R 誘導 129
-aV_R 誘導 122

B

Bazett 143, 206
bifascicular block 8
bilateral bundle branch block 13
Brugada 型心電図 18
Brugada 症候群 16, 100

C

Ca^{2+} クロック説 203
Ca^{2+} チャネル 154
Cabrera 配列 121, 124
cardiac memory 5, 188
cardiac resynchronization therapy（CRT） 1,
　136
COMPANION 試験 137
concealed AP 55
consensus report 19
coved 型 17
CT 178

E

Ebstein 奇形 66
EchoCRT 139

F

endless loop tachycardia（ELT） 170
expert consensus report 18

F

F 波 36
Fallot 四徴症 10
fast-slow 型 AVNRT 45
focal AT 157
fragmented QRS（F-QRS） 23
Framingham 206
Fridericia 206

H

His 束縦解離 3
His 束ペーシング 1, 3
Hodges 206

J

J 点 19
J 波 100
J 波症候群 16, 100
Jervel and Lange-Nielsen 症候群 144

K

K^+ チャネル 154

L

L 型 Ca^{2+} チャネル（$I_{Ca.L}$） 193, 203
Lenégre-Lev 病 10
long QT syndrome（LQTS） 143

M

MADIT-CRT 137
Mahaim 線維束 63
manifest AP 55
MIRACLE 試験 136
MRI 178

N

Na^+ チャネル（I_{Na}） 192
NO 供与体 203
non-PV foci 157

211

O

Osborn 波　106

P

P 波　93, 157
pace maker tachycardia（PMT）　170
phase 2 リエントリー　103
post ventricular refractory period（PVARP）
　169
pseudo VT　57
PV foci　157

Q

QRS 極性　93
QRS 幅　92, 139
QRST isoarea map　189
QT 延長症候群（LQTS）　143
　──（先天性・二次性）と Brugada 症候群の
　診療に関するガイドライン　21
QT 間隔　201, 205
QT 時間　152
QT 短縮症候群（SQTS）　151
QTc 間隔延長　120

R

RAFT　139
RethinQ　139
REVERSE　139
Romano-Ward 症候群　144
RR 間隔　201, 205

S

sadleback 型　17
Schwartz の診断基準　148
SCN5A 遺伝子変異　23
Shanghai score system　21, 107
short QT syndrome（SQTS）　151
slow-fast 型 AVNRT　47
slur　100
ST 上昇　120

T

T 型 Ca^{2+} チャネル電流（I$_{Ca.T}$）　203
T 波異常　188
T 波陰転　18
T 波のオーバーセンシング（TWOS）　177

Ta 波　207

tachycardia induced cardiomyopathy（TIC）　79
Torsades de pointes（TdP）　143, 194
total atrial refractory period（TARP）　173
trifascicular block　8
type 1 波形　17
type 2 波形　17
type 3 波形　17

V

ventricular safety pacing（VSP）　170

W

Wellens 症候群　128
Wells の分類　36, 37
wide QRS tachycardia　91
Wolff-Parkinson-White（WPW）症候群　54,
　188

和　文

あ

アセチルコリン　202
圧受容器反射　203
アデノシン　25
　──感受性房室弁輪部起源心房頻拍　25
アデノシン三リン酸（ATP）　98
アドレナリン　202
アミオダロン　117
α 受容体作動薬　203

い

イオンチャネル説　203
イソプロテレノール　21, 105, 166
一過性外向き電流チャネル（I$_{to}$）　192
遺伝子変異　111, 145, 154
イプシロン（ε）波　113
陰性 P 波　44
陰性 T 波　124

う

植込み型除細動器（ICD）　149, 150, 155
右脚ブロック　19

索　引

――＋左脚後枝ブロック　10
――＋左脚前枝ブロック　10
右室心外膜側　18
右側胸部誘導　134
内向き整流 K$^+$ チャネル（I$_{K1}$）　193
右房峡部伝導障害　44

え

エントレインメント　26

か

拡張型心筋症　179
仮装脚ブロック　14
画像検査　178
下側壁誘導　16
家族歴　18
活動電位持続時間　18
カテーテルアブレーション　21，70，78，86，
　188
過分極誘発内向き電流チャネル（I$_h$，I$_f$）　203
間歇性脚ブロック　4

き

起源部位予測　71，83
器質的心疾患に合併する心室頻拍　83
偽性 J 波　108
偽性陽性 P 波　47
キニジン　21，155
機能的縦解離　3
脚ブロック　1
逆行性 P 波　44
休止期　169
急性冠症候群（ACS）　119，128
急性前壁梗塞　120
鋸歯状波（F 波）　36

け

頸静脈怒張　111
頸動脈圧受容器　204
原因遺伝子　154

こ

高位肋間　17
高カリウム血症　195
高カルシウム血症　199
高血圧性心疾患　10，185
興奮伝播過程　188

さ

再分極異常　16
再分極仮説　18，103
サルコイドーシス　10，183
三束ブロック　8，12

し

刺激伝導系　8
持続性心室頻拍　110
失神　18
脂肪置換　112
上海スコア　21，107
純後壁梗塞　132
上限レート応答　173
上室頻拍　44
徐脈　153
　――依存性脚ブロック　4
自律神経　201
シロスタゾール　21，109
心アミロイドーシス　184
心エコー　178
心外膜アプローチ　88
心外膜起源予測指標　86
心外膜側アブレーション　81
心筋サルコメア蛋白遺伝子変異　178
心室安全ペーシング（VSP）　170
心室後心房不応期（PVARP）　169
心室細動（VF）　16，100，151
心室性不整脈　74
心室中隔欠損症　10
心室内伝導障害（CRT）　1，136
心室頻拍（VT）　113
心臓圧受容器反射　204
心臓再同期療法（CRT）　1，136
心臓電気生理検査（EPS）　99
心臓突然死　110，118，151
心内膜症欠損症　10
心肺圧受容器反射　203
心ファブリー病　184
心房細動　55，151，157
心房 – 心室間副伝導路　63
心房性期外収縮　157
心房 – 束枝間副伝導路　63
心房粗動（AFL）　36，55
心房頻拍　25，41，157
心房リエントリー性頻拍　42

せ

星状神経節活動（SGNA）　208
線維脂肪変性　112
線維置換　112
全心房不応期（TARP）　173
先天性 QT 延長症候群　144

そ

早期後脱分極（EAD）　208
早期再分極　102
　　――症候群　16，100，102
早期再分極パターン　102
早期診断　178
ソタロール　117，155

た

対側性変化　122
大動脈弓圧受容器　204
多形性心室頻拍　143
たこつぼ型心筋症　187
たこつぼ症候群　119
脱分極仮説　18，103

ち

遅延後脱分極（DAD）　208
遅延整流 K$^+$チャネル（I$_{Kr}$，I$_{Ks}$）　193
遅延伝導　72
致死性不整脈　118，192

つ

通常型心房粗動　38

て

低圧系圧受容器反射　204
低カリウム血症　193
低カルシウム血症　197
デルタ波　55，61
電解質　192
　　――異常　192
伝導異常　16

と

動脈圧受容器反射　204

に

二次性 ST-T 変化　2

二次性 T 波変化　190
二相性 P 波　44
二束ブロック　8
ニトログリセリン　203

の

ノルアドレナリン　202

は

肺静脈隔離術（PVI）　165
背側部誘導　132

ひ

皮下植込み型除細動器（S-ICD）　22，109
尾側延髄腹外側部（CVLM）　204
肥大型心筋症　178
非通常型心房粗動　39，42
非定型的副伝導路頻拍　63
非特異的心室内伝導障害　2
ピルシカイニド　105
頻拍依存性心筋症（TIC）　79
頻脈依存性脚ブロック　4

ふ

フェニレフリン　203
不応期　169
副伝導路（AP）　54，63
　　――局在　62
不整脈原性右室異形成（ARVD）　110
不整脈原性右室心筋症（ARVC）　110
　　――/ 異形成（ARVC/D）　110，181
プルキンエ線維　81
吻側延髄腹外側部（RVLM）　204

へ

ペースメーカ心電図　168
ペースメーカ頻拍（PMT）　170
β 遮断薬　149，150
ベプリジル　21，109
ベラパミル　25，105
　　――感受性心室頻拍　81
変行伝導　91

ほ

房室解離　93
房室クロストーク　170
房室結節リエントリー性頻拍（AVNRT）　44，57

房室リエントリー性頻拍（AVRT）　55, 57
発作性上室頻拍　57

ま

マニフェストエントレインメント　26

み

ミトコンドリア脳筋症　10

め

迷走神経節活動（VNA）　208
メキシレチン　149, 150

も

モードスイッチ（MS）機能　173

や

薬剤誘発性 Brugada 症候群　20
薬物負荷試験　21

よ

陽性 P 波　44
陽性 U 波　132

り

リエントリー性　25
リード不全断線　177
流出路起源心室性不整脈（OT-VT）
両脚ブロック　13

循環器科の心電図～ECG for Cardiologists～

2018 年 7 月 25 日　　発行	編集者　村川裕二
	発行者　小立鉦彦
	発行所　株式会社 南 江 堂
	〒113-8410　東京都文京区本郷三丁目 42 番 6 号
	☎ (出版) 03-3811-7236　　(営業) 03-3811-7239
	ホームページ　http://www.nankodo.co.jp/
	印刷・製本　横山印刷
	装丁　花村　広

ECG for Cardiologists
© Nankodo Co., Ltd., 2018

定価はカバーに表示してあります.　　　　　　　　　　　　　　Printed and Bound in Japan
落丁・乱丁の場合はお取り替えいたします.　　　　　　　　　　ISBN978-4-524-23791-3
ご意見・お問い合わせはホームページまでお寄せください.

本書の無断複写を禁じます.

JCOPY 〈(社)出版者著作権管理機構 委託出版物〉

本書の無断複写は，著作権法上での例外を除き，禁じられています．複写される場合は，そのつど事前に，
(社)出版者著作権管理機構(TEL 03-3513-6969，FAX 03-3513-6979，e-mail: info@jcopy.or.jp)の
許諾を得てください.

本書をスキャン，デジタルデータ化するなどの複製を無許諾で行う行為は，著作権法上での限られた例外
(「私的使用のための複製」など) を除き禁じられています．大学，病院，企業などにおいて，内部的に業
務上使用する目的で上記の行為を行うことは私的使用には該当せず違法です．また私的使用のためであっ
ても，代行業者等の第三者に依頼して上記の行為を行うことは違法です.